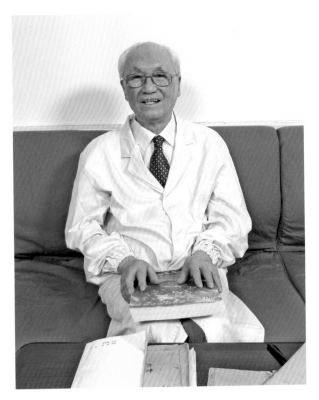

朱松毅（1918—2014）

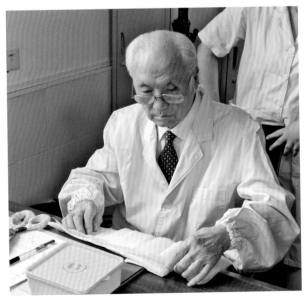

朱松毅亲自示范中医外科药线制作

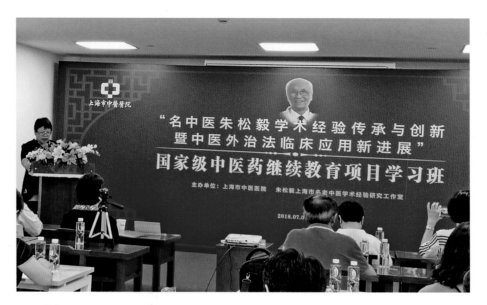

朱松毅诞辰 100 周年之际，在上海市中医医院举办的国家级继续教育学习班上，
由学术继承人李萍主任交流朱松毅名中医学术经验

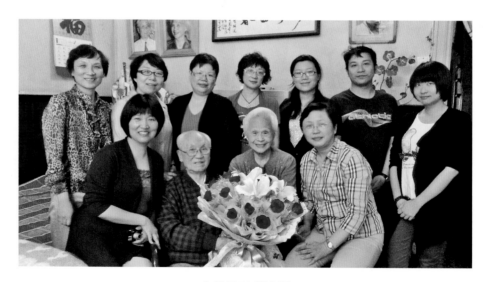

朱松毅 93 岁华诞
前排左起：王美静（时任上海市中医医院人事处处长），朱松毅，杜石倩（朱松毅夫人，杜
少谷爱女），孙虹（时任上海市中医医院党委书记）
后排左起：朱敏（朱松毅女儿），封玉琳（时任上海市中医医院综合办主任），李萍，边风
华，杨新伟，徐光耀，李雅婷

今天藏来 同志医师们共同研讨外科的治疗，非常有益，我们共同看病和外科溃疡换药的前后用药，用药的掌握，很有意思，也就是关原。

　　　　　　　　　　　　朱松毅
　　　　　　　　　　　　2011.8.18

朱松毅在上海市名老中医朱松毅传承工作室揭幕时给工作室成员的题词

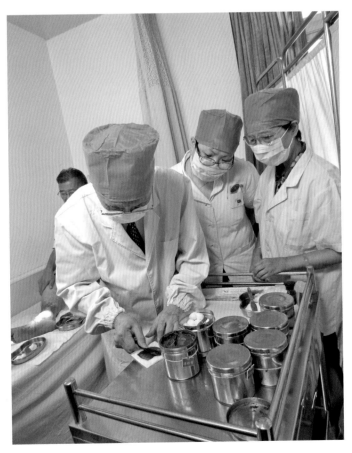

朱松毅示范中医外治药膏的厚敷与薄贴特色
后排左起：李萍，凤锋

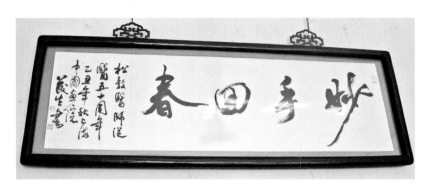

中国画院艺术家为朱松毅先生从医 50 周年题字

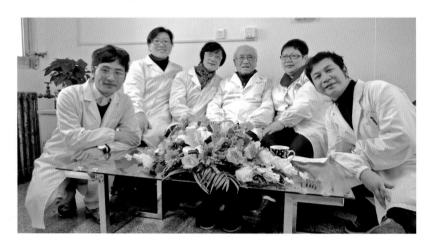

朱松毅与工作室成员合影留念
左起：章斌，杨新伟，边风华，朱松毅，李萍，徐光耀

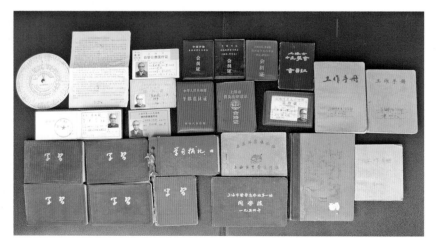

朱松毅历年学习笔记及荣誉证书

松坚毅医

名中医 **朱松毅** 学术传承集

七秩强歌 杏林芳华

上海市中医医院名医学术传薪系列

总主编 执行总主编 主编
陆嘉惠 李勇 李萍
钟力炜 徐光耀

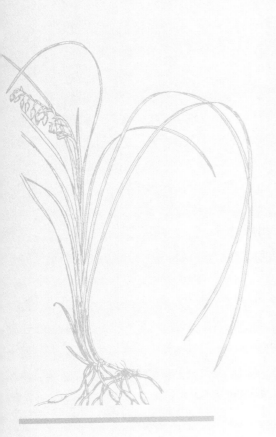

上海科学技术出版社

图书在版编目（ＣＩＰ）数据

名中医朱松毅学术传承集 / 李萍，徐光耀主编. --
上海 ：上海科学技术出版社，2024.6
（七秩弦歌　杏林芳华：上海市中医医院名医学术
传薪系列）
ISBN 978-7-5478-6603-0

Ⅰ．①名… Ⅱ．①李… ②徐… Ⅲ．①中医临床－经
验－中国－现代 Ⅳ．①R249.7

中国国家版本馆CIP数据核字(2024)第077476号

名中医朱松毅学术传承集
主编　李　萍　徐光耀

上海世纪出版(集团)有限公司
上 海 科 学 技 术 出 版 社 出版、发行
(上海市闵行区号景路 159 弄 A 座 9F - 10F)
邮政编码 201101　www.sstp.cn
上海雅昌艺术印刷有限公司印刷
开本 787×1092　1/16　印张 10.75　插页 2
字数 170 千字
2024 年 6 月第 1 版　2024 年 6 月第 1 次印刷
ISBN 978 - 7 - 5478 - 6603 - 0/R · 3000
定价：88.00 元

本书如有缺页、错装或坏损等严重质量问题，请向印刷厂联系调换

内容提要

本书是"上海市中医医院名医学术传薪系列"丛书之一,介绍了上海市中医医院名医朱松毅的中医之路、学术观点和临证经验。朱松毅是上海市名中医,师从江苏无锡名医杜少谷,为江南杜氏外科第三代传人,以善治流注、流痰、脑疽、发背、对口、疔疮、乳痈、肠痈等症而闻名于上海、无锡、江阴、常州等地。

全书从从医掠影、学术探析、心得集锦、医案医话和匠心传承五个部分,详细介绍了朱松毅对颈痈、蛀发癣、湿疮、蝼蛄疖、血瘤等疾病的诊治经验,对朱松毅常用中草药、祖传特色外用药剂和特殊中医外治法进行了详细的介绍。同时本书选录了朱松毅的部分门诊医案医话,且收录了朱松毅名中医工作室传承团队主要传承人跟师学习实践中的体会。本书有助于读者加深对中医外科的理解,并对相关疾病诊治进一步提高认识,亦有益于专业人员对中医外科学的深入研究。

本书可供中医和中西医结合临床医师、中医院校师生及广大中医爱好者参考阅读。

丛书编委会

学术顾问

施 杞　严世芸　唐汉钧

顾 问

王翘楚　沈丕安　王霞芳　朱松毅　虞坚尔　胡国华
王羲明　顾乃芳　余莉芳　李 雁　苏 晓

总主编

陆嘉惠　钟力炜

执行总主编

李 勇

编 委（以姓氏笔画为序）

叶 茂　孙永宁　苏 晓　李 勇　李 萍　李毅平
吴建春　张树瑛　张雯静　陆嘉惠　陈 栋　陈 静
陈薇薇　宓轶群　封玉琳　赵凡尘　钟力炜　姚 蓁
徐军学　唐 烨　薛 征

编写秘书

钱卉馨

本书编委会

主 审

唐汉钧

主 编

李 萍 徐光耀

副主编

连 侃 杨新伟 章 斌

编委会成员(以姓氏笔画为序)

卢 言 边风华 朱 迪 李淑娟 吴林辉 张思嘉

张嘉淳 周 芳 郭苏慧 傅佩骏 缪 霓

总　序

杏林芳华，七秩峥嵘；守正创新，再谱华章

　　杏林芳华，跨越七十载风霜；守正创新，开启新世纪辉煌。上海市中医医院自1954年建院以来，始终秉承传承创新的精神砥砺前行。党的二十大报告明确指出，"促进中医药传承创新发展"。作为一家中医特色鲜明、人文底蕴深厚、名医大家辈出的三级甲等中医综合医院，上海市中医医院集医、教、研于一体，矢志不渝，不断进取，设有上海市名老中医诊疗所，以及上海市中医、中西医结合专家诊疗所等服务平台，聚集了大批沪上及长三角地区高水平的中医药名家，同时致力于海派中医流派传承与研究。全院目前拥有5名全国老中医药专家学术经验继承工作指导老师，4个全国名老中医药专家传承工作室，11名上海市名中医，11个上海市名老中医学术经验研究工作室，1个上海市中药专家传承工作室，4个海派中医流派传承研究总（分）基地，5个上海中医药大学名中医工作室。近年来，医院更是加大人才培养力度，不断涌现如国家中医药管理局青年岐黄学者、上海市领军人才、浦江人才、上海市优秀学科带头人等高层次人才。

　　中医药源远流长，作为植根于中华文明、汇聚先贤智慧的医学宝库，在历史长河中生生不息、薪火相传。医院立足上海市，辐射长三角，肩负"承前启后，继往开来"的中医药事业发展重任。值此建院七十周

年之际，我们特别呈现"上海市中医医院名医学术传薪"系列丛书，汇集我院历年来获"上海市名中医"殊荣的 11 位中医名家的生平事迹、学术成就与医学贡献，深入剖析这些名中医的成长经历和职业轨迹，展示他们的医德医风和人文情怀，他们在临床实践中勤勉求精，在学术研究中开拓创新，在教育传承中桃李天下。习近平总书记指出，中医药学是"祖先留给我们的宝贵财富"，是"中华民族的瑰宝"，是"打开中华文明宝库的钥匙"，"凝聚着深邃的哲学智慧和中华民族几千年的健康养生理念及其实践经验"；中医药的发展要"遵循中医药发展规律，传承精华，守正创新"。本丛书的编纂出版，正是我们贯彻总书记对中医药重要论述的一次生动实践。

本丛书通过从医掠影、学术探析、方药心得、验案撷英、匠心传承等多个维度，展现名中医们在各自专业领域的精湛医术、从医心得、卓越成就及对中医药传承发展的积极贡献；展现他们坚守传承，继承"青松传承"之志；自强不息，恪守"厚德、博学、传承、创新"的初心。他们的人生阅历、学术成就及文化自信不仅展现了个人的精彩，更折射出中医学这门古老学科的蓬勃生命力和新时代价值。

本丛书不仅是我院历届上海市名中医的成果集锦，也是医院精神财富的重要组成，更是新时代中医文化的时代印记。把中医药这一祖先留给我们的宝贵财富继承好、发展好、利用好，增强民族自信、文化自信、历史自信，相信本丛书的出版将为新一代中医人提供学习的范式、文化的支撑和前进的方向。

承前启后，绘就新篇。我们诚挚地将本丛书献给所有热爱和支持中医药发展事业的朋友们。以匠心传承，向文化致敬，既是对中医药博大精深的文化敬仰，也是对其创新发展前景的坚定信念。希望它的智慧之光能照亮求知之路，激发大家对传统医学的深切热爱，让更多人了解中医药的丰富内涵和独特魅力，让中医文化自信坚实中华优秀传统文化的自信。

凡是过往,皆成序曲;所有未来,力铸华章。愿书中诸位医者"海纳百川,有容乃大"的胸怀,激励更多有志英才,投身于中医药的创新实践之中,共创未来。

丛书编委会

甲辰年正月廿二

序　言

　　中医外科学的发展,始终和中医流派的发展与传承密不可分,第一部流传至今的中医外科学专著——《刘涓子鬼遗方》实为刘氏三代的经验集,后由刘家亲戚龚庆宣刊行,迄今已经 1 500 余年了。明清以来兴盛的中医外科三大流派——正宗派、全生派和心得派,都是极富临床经验的医学世家,所著医书切合实际、影响广泛,其中像心得派高秉均一系至今仍在北京、上海和苏州等地传承。即使是所谓的清代官方医学教材《医宗金鉴》中的"外科心法要诀",实际也是以绍兴祁氏家传的外科经验为蓝本而改写的。由此可见,中医外科学与中医外科流派紧密联系,不能离开流派而空谈中医外科学。

　　上海是近代中医各流派荟萃之地,原上海本地各家,加上各地来沪行医的名家,可谓是海纳百川,群星璀璨。其中在中医外科学领域,像顾氏外科誉满申江,源远流长;而夏氏外科特色鲜明,发展壮大。百年来漫江碧透,百舸争流,大浪淘沙,洗尽铅华,沪上有些中医外科流派,也遇到了一定的传承和发展的困难。

　　朱松毅先生是无锡中医外科名家杜少谷的弟子,从医 70 余年,学验俱丰,是完全按传统中医教育与培养模式所成长起来的中医外科大家。先生过去曾长期独立开业行医。20 世纪 80 年代朱松毅进入上海市中医医院后,不吝秘术,无私奉献,将祖传秘方转化为公开制剂,不计个人得失,造福广大患者。

　　北宋理学奠基者之一张载云:"为天地立心,为生民立命,为往圣继绝学，为万世开太平。"上海市中医医院李萍主任，徐光耀、连侃诸医师不辞辛劳，采用现代科技手段，抢救性发掘朱松毅的学术思想和临床经验，使得"杜氏外科"得以继承发扬，这本《名中医朱松毅学术传承集》就是朱松毅工作室全体成员的工作成果。是书的出版，使得一代中医外科大家朱松毅的经验不至埋没，这是对中医药学、中医外科学的极大贡献，相信上海市中医医院在继承发扬中医药传统学术经验上，一定会再创新高。

上海市名中医 李八

2024 年 1 月

前　言

　　自明清百余年以来,中医经历了前所未有的历史大变革时代,而在这滚滚的历史变换洪流中,江南地区的中医外科蓬勃发展,出现了诸多著名的中医外科名家,近代如夏瓤、顾云竹、许棠、杜少谷等。其间的中医外科医家医德高尚、不拘门户、博采众长、继承创新,治疗外科疾患,注重内外并重、阴阳辨证,临床疗效显著,对后世影响深远。中医外科学起源于春秋战国时期,成熟于明清,名医辈出,医著浩博,百家争鸣,明清时期形成了著名的三大流派(陈实功的正宗派、王维德的全生派、高秉钧的心得派),该学说已被收入高等中医院校的历版国家统编教材,影响深远。三大派的代表人皆为江苏人,而其中的高秉钧就是无锡中医外科的代表人物,为心得派之创始人,著有《疡科心得集》3卷(1805年),其吸收温病学说的成果提出"上部者—风温风热—牛蒡解肌汤;中部者—气郁火郁—升阳散火汤、柴胡清肝汤;下部者—湿火湿热—萆薢化毒汤。邪毒内陷证—火陷、干陷、虚陷三陷变局,犀角地黄汤、紫雪丹、至宝丹治疗疔疮走黄";每以两证互相发明,揭示其治法,为江浙业疡医者所宗。而杜少谷先生即无锡世家外科名医,祖传杜氏外科深受高氏心得派学说的影响。

　　清朝年间,在江南地区的无锡前洲石幢村,杜芸谷创办"杜氏大药局",发扬祖国的中医国粹,并吸收日本麻醉技术,行医千里,造福百姓。其长子杜少芸(少芸长子杜宗文、儿媳叶玉英、次子杜宗武、女儿杜冰若),次子杜少谷(少谷子杜宗堂,女儿杜石倩,女婿朱松毅)等人均为中医外科医师,流传至今。

青松,深深地植根于贫瘠的土壤中,执着、坚毅、洒脱、泰然。我们敬爱的陈毅市长曾赋诗曰:"大雪压青松,青松挺且直。要知松高洁,待到雪化时",以此赞扬青松——"亭亭山上松,瑟瑟谷中风"。

朱松毅,江苏江阴人,1918 年生,少年便独自一人奔赴无锡,拜师于无锡名医杜少谷,为无锡杜氏中医外科第三代传人。杜少谷既为业师后来又成为他的岳父。在接受恩师传道授业之外,由于人品出众,他赢得师姐杜石倩的爱情。六年学医满师后在岳父所在的上海广西路诊所襄诊,当岳父告老返乡时,他就继承了杜氏中医外科的事业,颇能获得病家的信誉。

朱松毅先生自出师后,自行独立开业,在沪上中医外科界亦享有盛誉,在沪上中医的发展历史上留下了"夏家善用刀法外治;严家、林家擅长痔科;陆氏善治疗疮、发背、落头疽;杜氏擅治流注等病证"等记载。后朱松毅先生响应国家号召,作为特聘的"十八棵青松"之一,加入上海市中医门诊部,并担任中医外科主任、学术委员会主任,为中医外科的可持续发展做出了重要贡献。朱松毅先生还无私地贡献出经其悉心改良的杜氏外科祖传外用药秘方——冰砂软膏、冰桃软膏、桃芥软膏、四虎膏、阳春膏、二宝丹、三仙丹、白降丹等,这些外用制剂至今仍为上海市中医医院的特色制剂,数十年来广泛应用于众多病患,功德无量。2011 年初,由于朱松毅先生对中医外科做出了杰出贡献,被评为"上海市名中医"。

上海市名老中医朱松毅传承工作室成立于 2011 年底。自工作室成立至今,工作室已完成跟师月记 102 篇、疑难病例讨论 38 篇,参编论著 1 部,发表论文数篇,参加全国性学术会议交流 3 次,培养研究生 7 名,申报市局级课题 2 项,举办全国继续教育学习班 3 次。

自 2022 年起,为庆祝上海市中医医院建院 70 周年,在上海市中医医院领导的策划与统筹下,历时一年有余,经过杜氏外科传承团队、朱松毅名老中医工作室学术传承人的努力,《名中医朱松毅学术传承集》

一书终于付梓。本书通过从医掠影、学术探析、心得集锦、医案医话、匠心传承等多个方面，对朱松毅先生的学术思想特点进行了总结提炼。望本书可以为中医药，特别是中医外科学的发展略尽绵薄之力。

编者

2024 年 1 月

目 录

第四章　医案医话篇 / 77

第一章

从医掠影篇

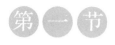

人物简介

　　民国期间,上海中医外科就以流派众多而著称,仅浦东一地当时就有顾云岩、沈杏苑、陆挺芝、张莲初等多个家学流派,至20世纪30年代,又有无锡的杜少谷、德清的夏墨农、平湖的林墨园、宁波的严海葆等相继来到上海,为海派中医外科流派增添了色彩。这些流派各有自己的特色和家学。如顾家善治疮毒痈疽,被称为"疔疮大王";夏家善用刀法外治,并重视祖传外敷药物的应用;严家、林家擅长痔科;陆氏善治疔疮、发背、落头疽;杜氏擅治流注等病证。这些流派的传人后来都成为沪上外科大家。

——《上海中医药文化史》

　　朱松毅(1918—2014年),江苏江阴人,上海市名中医,中共党员。先后任中华医学会全国中医学会上海分会理事、外科学会委员、上海市科学技术协会理事、中华医学会会员、全国中医学会乳腺病上海防治中心顾问。

　　朱松毅师承江南名医杜少谷,即是本文开篇所述的无锡杜少谷,为杜氏外科的第三代传人,杜氏系无锡祖传外科,善治流注、流痰、脑疽、发背、对口、疔疮、乳痈、肠痈等症而闻名于无锡、江阴、常州等地。朱松毅自18岁始即跟随江南名医杜少谷学习中医内外科,从抄方、制作药线药膏到亲自临诊。朱松毅走的是传统师承路线,但其间也同时攻读了中医基础理论,例如药性赋、汤头歌诀、本草,对四部经典特别是《黄帝内经》《金匮要略》用力颇深。同时认真学习了中医外科学史上的专著和医案,特别是明清时代的著作,如《外科正宗》《外科大成》《外科证治全生集》《医宗金鉴·外科心法要诀》和《马培之外科医案》等。其间撰写了许多读书心得,深得老师杜少谷的厚爱,从师3载后又襄诊3年,到21岁时朱松毅即自行开诊就业,其精湛的医术收到众多病家的好评。因朱松毅尊敬师长、爱护同辈、学业勤奋、善待病患,不怕脏、不怕累,在一众徒弟中表现出类拔萃,业师杜少谷在众多弟子中将独生爱女(也是其师姐)许配于朱松毅,并告诫朱松毅在继承他悬壶济世的本领的同时,期望朱松毅可以进一步发扬光大祖国的中医药事业。

中华人民共和国成立后,虽然朱松毅开业已近10年,但为学习西医学理论,毅然决然地考进了上海市卫生学校医学进修班学习西医,经过3年的刻苦攻读,1953年以优异成绩毕业。这为他以后担任的行政工作和区域性卫生预防工作打下了良好的基础,为此,朱松毅连续3年被评为市、区先进工作者。

与顾氏外科、夏氏外科等不同的是,朱松毅在中华人民共和国成立后尚自行开业行医,20世纪50年代后期进入联合诊所。联合诊所是20世纪50年代以来,我国个体开业的医务人员在当地卫生机关领导下,根据自愿原则组织起来,联合设立的一种医疗预防机构。20世纪60年代以后,这些联合诊所陆陆续续改为地段医院等形式,所以朱松毅有十分丰富的一线临床工作经验,尤其是在20世纪70年代运用白降丹贴敷脱核治疗颈淋巴结结核名噪一时,首创采用针刺麻醉对颈部肿块进行病理活检,止痛有效率达98%。应用传统的火针烙法替代拔甲术治疗甲下脓肿或血肿,名扬海内外,女排名将郎平即曾因甲下脓血肿前来求治于朱松毅,郎平得益于此法,为女排夺冠立下了汗马功劳。

为贯彻落实中共中央1978(56)文《关于认真贯彻党的中医政策,解决中医队伍后继乏人问题的报告》,上海市卫生局决定筹建一所中医门诊医疗机构。1979年1月,上海市"六·二六"新针疗法门诊部正式更名为上海市中医门诊部。几年内陆续引进一些名老中医充实队伍,人称"十八棵青松"。而朱松毅就是"十八棵青松"之一,作为上海市中医门诊部中医外科的开山鼻祖,为发扬祖国的中医事业,他不仅贡献了毕生的精力,还奉献出经其悉心改良的祖传秘方冰砂软膏、冰桃软膏、桃芥软膏、四虎软膏、阳春软膏、二宝丹、三仙丹、白降丹等,既发展巩固了中医外治法的辨证论治原则,又坚持了自有的特色,至今这些外用制剂仍为上海市中医医院的院内制剂,吸引了国内外众多的患者,年产量达114 kg。在坚持走中医特色路线的同时大大降低了药占比,在当今中医外科外用制剂日见减少的情况下,坚守住了阵地。

自1976年起朱松毅就开展了一些临床科研工作,例如对神经性皮炎的中药外治、颈淋巴结炎和结核的中医中药内服外治脱核疗法、运用针刺麻醉开展对颈部肿块的活检手术,取得较好的疗效,止痛率达到98%。连续4年被评为区及医院先进工作者。在此期间,他还担任了黄浦区"西学中"班、闸北区医学会举办的中医外科进修班的中医外科教学工作,上海市红十字会举办的第一、第二届"四项急救技术"的培训和指导。

朱松毅在政治上积极要求进步,爱党、爱祖国、爱人民,即使在花甲之年也坚持信仰不动摇,争取成为一名中国共产党党员是他多年来的愿望和追求,他总是对自己高标准、严要求,以身作则,把崇高的理想落实在为患者服务上,终于在1987 年 2 月成为一名光荣的中国共产党正式党员。之后仍不忘初心,牢记使命,积极参加党组织的各项学习与活动,撰写心得与体会。力尽所能地参与各种义诊与募捐活动。

20 世纪 80 年代后,为振兴中医,培养新生力量,朱松毅先后带教了电视大学、夜大学、上海中医学院(后更名为上海中医药大学)的实习生和毕业生。将自己数十年的临床经验毫无保留地手把手传授下去。"文革"后恢复聘任制时,朱松毅即被聘任为中医外科副主任医师,上海市中医门诊部学术委员会主任委员,1987 年又被聘任为中医外科主任医师;1993 年返聘在上海市名老中医诊疗所任外科皮肤科主任医师、专家门诊教授。2011 年被评为上海市名中医。2014 年朱松毅逝世,享年 96 岁。

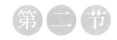

第二节

传承与发展

一、传承

中医外科学术发展到明清时代,涌现了著名的三大流派——正宗派、全生派和心得派。明代陈实功著《外科正宗》,重视脾胃;主张应用外治法和进行外科手术。清代王维德著《外科证治全生集》,学术思想"阴虚阳实"论,创立了外科证治中以阴阳为核心的辨证论治法则;对阴疽的治疗提出以"阳和通腠,温补气血"法则,主张以消为贵,以托为畏,反对滥用刀针。清代高锦庭著《疡科心得集》,学术思想"外疡实从内出论",将温病学说引入外科病证治,在治疗上善用治疗温病的犀角地黄汤、紫雪丹、至宝丹治疗疔疮走黄,用三焦辨证揭示外科病因与发展部位的规律。

有趣的是 3 位大师分属今日江苏南通、苏州和无锡,出生和行医之地相距不远,可见明清江南医学之发达。其中高秉钧(1755—1827 年),字锦庭,生于清乾隆二十年七月(1755 年),卒于道光七年三月(1827 年),清外科学家,锡山(今属江苏无锡)人。师从范圣学、杜云门,后工内外科,尤精疮疡证治。临证 30 余年,博通经方,洞晓脉理,虽治外科而必参究《黄帝内经》等,探其本而不袭其末。尝谓"外科必从内治",疗疾多推崇陈远公"阳毒可用攻毒,阴毒必须补正"及朱丹溪"痈疽未溃以疏托解毒为主,已溃以托补元气为主"诸说,提出"毒攻五脏说"等。著有《疡科心得集》3卷(1805年),每以两证互相发明,揭示其治法,为江浙业疡医者所宗。而杜少谷先生即无锡世家外科名医,现在历史久远,人事渺茫,具体难以考证,但根据地望和时代推测,杜氏受心得派影响的可能性是很大的。

朱松毅自1935年起,就师从江南名医杜少谷,在其诊所学习及襄诊,并随杜师来沪。1942年后朱松毅自设诊所行医,他的医术在传承的基础上不断巩固与发展,形成了自己一套颇有成就的独立体系,受到病家的肯定和欢迎,由于用药独特、疗效明显,病家口口相传,就诊患者逐渐增多,随即转至上海的英美公共租界与法租界(现为黄浦区)开诊。中华人民共和国成立后,于1955年起先后进入黄浦区第六联合诊所,任外科中医师兼副所长,黄浦区贵州路保健站主任,黄浦区长沙路地段医院外科中医师兼副院长等职。自1980年作为"十八颗青松"之一被引进上海市中医门诊部后,一手创建了中医外科,并担任科主任。

朱松毅在临床诊治患者的同时,不忘业师杜少谷的教诲,不断在临床中发展和传承中医外科的事业。同时将自己数十年的临床经验毫无保留地手把手传授下去,培养了凤锋、姚国萍、李萍等优秀的中医外科临床医师。其中李萍继任上海市中医医院中医外科主任后,传承朱松毅的临床经验与医者仁心,带领科室进入了一个新的发展阶段。

二、发展

2012年在上海市卫生局的授权下,上海市中医医院成立上海市名中医朱松毅工作室,由李萍担任工作室负责人。朱松毅着重传授与临床带教,为此开展了皮肤病、乳腺病、疮疡病、周围血管病等中医外科常见疾病的中医药辨证治疗,在中医外治法、特色外用制剂方面特色鲜明,一系列自制中药制剂如:桃芥软膏、冰桃软膏、冰砂软膏等使用量明显上升,受到患者的欢迎,慕名而至的患者日益增多。

工作室自成立后,以传承和培养人才为宗旨,致力于探寻朱松毅的学术渊源和成才之路,传承他的学术思想和临床经验;研究杜氏外科的历史源流、传承脉络、核心学术思想及其发展演变历史;探索名医学术思想传承模式和传承人才培养途径;推广应用名医的学术理论及临床经验。

作为上海市中医药事业发展三年行动计划项目,自2012年成立上海市名中医朱松毅传承工作室后,经过朱松毅2年的言传身教,工作室对朱松毅治疗疮疡病、皮肤病、乳房病等的经验进行了总结,尤其对朱氏外治法治疗各种外科疾病的经验进行了挖掘整理,于2014年、2016年、2018年先后3次组织了"名中医朱松毅学术经验传承与创新暨中医外治法临床应用新进展"国家级中医药继续教育项目,对朱松毅的学术经验在业内进行推广,以发扬光大中医外科事业;同时邀请沪上中医外科名家进行相关讲座,使从事中医外科工作的人员学习了解中医外科尤其是中医外治法在临床中的最新应用进展。近几年来工作室成员参编著作2部,成功申报上海市卫生局课题2项,筹措经费10万元,申请专利1项,发表论文10余篇,整理病案分析38篇,撰写学习心得102篇,培养研究生7名。

工作室负责人李萍,1961年生,1984年毕业于上海中医学院,学士学位;第二届全国老中医药专家学术经验继承班结业(三年制),主任医师,硕士生导师,曾任上海市中医医院中医外科科主任、中医外科教研室主任及国家中医住院医师规范化培训上海市中医医院基地中医外科学科组长,同时曾兼任中华中医药学会外科分会疮疡专业委员会第六届常务委员、中华中医药学会外治分会第五届委员会委员、中国整形美容协会中医美容分会理事会常务理事、中华中医药学会中医美容分会第五届委员会委员、中国整形美容协会中医美容分会皮肤附属器疾病专业委员会委员、中国民族医药学会皮肤科分会理事、上海市中医药学会第一届美容分会副主任委员、第四届上海市中西医结合学会周围血管病专业委员会常务委员、上海市中医药学会第一届中医乳腺病分会常务委员、第二届上海市中西医结合学会乳腺病专业委员会委员、上海市中医药学会第四届皮肤病分会委员、上海市药理学会皮肤药理学专业委员会委员。

李萍毕业后即进入上海市中医门诊部中医外科工作,有幸随名医朱松毅抄方临诊,受益匪浅。朱松毅高尚的医德和平易近人、与患者之间的沟通技巧常常令李萍佩服得五体投地,包括临诊中的神态,语言与语气,快、准、轻、巧等一系列治疗时的动作,每每回味无穷。

自朱松毅被评为上海市名中医后,2012年在上海市卫生局命名下成立了上海市名中医朱松毅工作室,由李萍担任工作室负责人,着重开展皮肤病、乳腺病、疮疡病、周围血管病等中医外科常见疾病的中医药治疗,在中医外治法、特色外用制剂方面特色鲜明,在桃芥软膏、冰桃软膏、冰砂软膏等一系列自制中药制剂基础上,继续研制了生发搽剂、白斑搽剂、止痒去屑洗液、软肤软膏等,临床疗效肯定,受到患者的欢迎。

工作室负责人李萍擅长运用中医中药内外同治各种过敏性皮肤病、痤疮、周围血管病、糖尿病足、淋巴结炎、淋巴结结核、皮肤与软组织感染等,疗效确切。李萍自 2006 年担任中医外科主任开始,上海市中医医院中医外科得到了长足的发展,在医疗、教学、科研等方面都有不俗的成绩。

李萍继承朱松毅的学术思想,传帮带教,将朱松毅及自己的临床经验无私地教授给医学后辈。自 2004 年承担上海中医药大学本科生教学任务后,2006 年作为硕士生导师承担研究生的带教工作,先后培养硕士研究生 18 人(留学生 2 名,台湾生 1 名),规培生 3 人。其中章斌、郭苏慧获评上海市住院医师规范化培训优秀住院医师。学生张思嘉的毕业论文获评上海中医药大学研究生优秀毕业生论文;学生均当年顺利毕业及工作。其中 1 人入选上海市流派传承人才项目;同时作为指导老师辅助完成 1 名杏林新星的人才培养计划。

上海市中医医院中医外科经过多年的学科建设,形成以中医药治疗皮肤及疮疡疾病为业务主体。科室现有以朱松毅名老中医经验方为基础的院内制剂 10 余种,开展各种中医特色技术。科室先后添置了强脉冲光治疗仪、Q 开关激光治疗仪、非剥脱点阵激光等国际、国内一流现代化设备,引进中药倒模术、化学换肤术等技术,形成一套成熟的"六位一体"痤疮外治体系。坚持中西医结合治疗,独创"六位一体"治疗痤疮的精准化中医诊疗方案,受到广大痤疮患者的广泛好评,具有较强的社会影响力。始终坚持"外科医者必须有内科基础,尤其是疮疡重症及高年体虚者更不能缺,治外而不治内者是舍本也",故长期运用中药饮片辨证论治疮疡与皮肤病疾患,形成抗敏系列 1、2、3 内服方;与此同时尤擅外治,积极采用非药物治疗方法:揉抓排乳法治疗乳汁淤积(奶结)、火针透刺法治疗囊肿结节性痤疮。独创蜈倍汤、湿疹皮炎溻渍方、美白消斑方等外用方用于皮肤病的外治,疗效确切,受到患者好评。其中蜈倍汤已拓展应用于四肢多发性寻常疣,在上海市浦东新区光明中医医院运用,且获得浦东新区的课题并顺利结题。

2010 年起,上海市中医医院中医外科成为住院医师规范化培训基地,开展了中医外科及皮肤科的临床带教工作。应届的本科生、硕士生、博士生们都认真参加了 2014 年 8 月、2016 年 6 月、2018 年 7 月举办的"名中医朱松毅学术经验传承与创新暨中医外治法临床应用新进展"国家级中医药继续教育项目学习班,反响热烈。青年医师则分别到各具特色的一流中医、西医医院向著名专家拜师、进修、学习,科室 2 人入选上海市首批海派中医人才培养项目,2 人入选全国名中医传承项目,3 人入选院级中医传承项目,先后安排多人赴复旦大学附属华山医院、上海市皮肤病医院、上海交通大学医学院附属第九人民医院学习新技术、新项目,并学以致用。

2005 年后,科室先后承担国家自然科学基金项目 1 项,累计获得局级以上项目 7 项,获得科研经费 100 余万元。在中药院内制剂的临床研究及痤疮外治方案规范等方面取得突破性进展。发表论文 20 余篇,其中 SCI 论文 2 篇。2019 年、2022 年获得上海中医药科技进步奖二等奖 2 项,获得发明专利 1 项。

海派中医外科学术流派的发展史是海派中医文化发展中一部分,折射出中国传统医学的发展方向和基调,其学术思想的发掘及继承有利于探讨中医药发展模式和可行性途径,能够变更传统思维模式,把握创新方向,发挥中医特色,对促进中医药事业走向世界起到一定积极向上的现实意义。作为近代中国医学史上独有的文化现象——海派中医,其学术流派、中西汇通等医学文化思想,在海内外中医药学发展史上占有重要地位,如今能真实反映这一文化的遗址已逐一流失,所存无几。抢救挖掘保护海派中医药文化遗产已刻不容缓。因此,为了把握中医药发展脉搏,促进中医药事业腾飞,"海派中医流派"继承和推广是势在必行。

第二章

学术探析篇

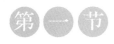

学术渊源

　　杜氏系无锡祖传外科,善治流注、流痰、脑疽、发背、对口、疔疮、乳痈、肠痈等症而闻名于无锡、江阴、常州等地。无锡、江阴、常州等地,旧时皆被归于吴中地区,包括江苏省苏南地区及浙江省杭、嘉、湖地区。朱松毅的授业恩师杜少谷就是杜氏外科的嫡系传人,且名震无锡,为当地的外科大家。自唐代以后吴中地区迅速发展成为江南地区的经济中心,其经济文化的发展给吴医带来了巨大影响,形成了"吴中多名医,吴医多著作,温病学说倡自吴医"的特点,明代杨循吉《苏谈》中首次确定了"吴医"一说,为"吴门医派"的产生做了区域医学流派的初步总结。自明清以来,吴门名医辈出,内、外、妇、儿等学科齐全,各种学术思想层出不穷,尤以温病学说最为突出。在众多学术思想中,吴门中医外科亦颇具特色,出现了许多中医外科名家和名著,且不少医家的学术观点及思想成为当时的主流学说,影响着中医外科学的发展方向。

　　吴门中医外科的学术源流最早可追溯至宋代颜直之(1172—1222年)的《疡医方论》和《外科会海》,其记载于《苏州府志》和《幼幼新书·近世方书》中,惜均已失传。现存最早的吴门中医外科专著为《卫济宝书》,乃宋东轩居士所作,其长期生活于吴中一带,精通外科。《卫济宝书》分上、下两卷,上卷主要记载了痈疽的辨证论治,云:"皮肤之深,肌肉之浅,浮虚以广,或蔓延三四,游走旁注,此则痈也"和"五脏锐毒而为疽,热蕴乎五脏而聚,逆乎诸阳而欲越,会丹府燥,荣卫大盛而作结乎"。下卷为正药指授散等40首外科方剂及乳痈、软疖的证治。此外,该书还是最早对癌病进行描述的现存著作,认为癌病为"痈疽五发之一"。元代齐德之所著《外科精义》对吴门中医外科的学术发展亦有一定影响,据《古今图书集成·医部全录》所载,齐德之曾游历于江苏苏州、无锡等地。

　　明代浙江浦江人戴原礼(1324—1405年),晚年移居于江苏吴县,传学于王仲光,为吴门外科医学奠基人之一,素有"仲光之医名吴下,吴下之医由是盛矣"。戴氏外科学术思想上继承其师朱丹溪,提倡滋阴降火法治疗疮疡痈疽之疾,其所著《秘传证治要诀》中,记载了18种常见外科疾病,对吴门医派中医外科的学术发展做出了一定贡献,至此吴门中医外科的学术思想得以奠定,吴门医派中医外科学术发展由此肇始。随着明代吴门中医外科学术思想的不断发展,至清代吴门中医外科的发展进入了鼎盛时期,出现了很多富有创新精神的外科医家及大量外科著作。此时,吴门名医云集,竞相著书立说,其中,对吴门中医外科影响最为深远的当推王惟德《外科证治全生集》与高秉钧《疡科心得集》。

高秉钧(1755—1827年),字锦庭,江苏无锡人,曾为太学生,后弃儒从医,师从名医范圣学和杜云门,其熟读《黄帝内经》,精通内科、外科,尤擅长外科,汲取仲景、东垣、丹溪等前辈医家之经验,再集自身30年的临床经验,编撰而成《疡科心得集》。高氏倡导治外必本于内,确立了阴阳、虚实、表里、寒热为本的疮疡辨治大法,其指出:"《经》曰治病必求其本。本者何?曰脏也,腑也,阴阳也,虚实也,表里也,寒热也。得其本,则宜凉、宜温、宜攻、宜补,用药庶无差误;倘不得其本,则失之毫厘,谬以千里,可不慎诸?"此外,高氏基于前人对内陷证理论的探讨,结合其临证经验,提出了"三陷变局"学说,即"三陷变局,谓火陷、干陷、虚陷也"。至今"三陷变局"学说仍在疽毒内陷的辨证施治中发挥着重要作用。高氏将内科温病理论引入疮疡疾病治疗中,是对外科病因病机理论的重大突破,不仅极大地提高了中医外科的诊疗水平,也证实了温病学说对中医各科的影响作用。高氏受温病三焦辨证理论启发,首创疡科"三部病机"学说,"三部病机"学说为后世中医外科的进一步发展奠定了理论基础,对当前中医外科临床仍有重要的指导意义。高氏治病,"不胶于成见,不涉于附和,或症同而治异,或症异而治同,神存于心手之际,务使三缚悉除,四难并解"。

高氏所著《疡科心得集》为是外科"心得派"的开山之作和代表著作。后世广为流传,奉如圭臬。《疡科心得集》成书于嘉庆十年(1805年),初刊于嘉庆十一年(1806年)。全书共4卷,包括《疡科临证心得集》3卷及《方汇》1卷。计医论104篇,方260首。高氏秉承《黄帝内经》医论阐发外证实从内出之旨,并将温病学说融会于病因、病机、诊断、治疗中,对后世外科影响颇深。这本书主要有以下几个特点:一是采用了新的编写体例。《疡科心得集》在论述病证时,按照"同病异治、异病同治"的思路,每以两证或三证互相发明,或同治,或异治,从而使诸证治法昭然若揭。如发背与搭手、流注与腿痛,病虽生于两处,而治法则一样,故置同一论中加以讨论。又如乳癖、乳痰与乳岩,病虽生于一处,而治法则各异,故亦置同一论中加以分析。通过这样的对比分析,可使复杂的外科病证变得明晰。二是受温病三焦辨证思想的影响,确立了上、中、下三部"按部求因"的辨证方法。高氏受温病三焦辨证思想的影响,据疮疡的发病特点,提出"三部病机"学说,即"疡科之证,在上部者俱属风温风热,风性上行故也。在下部者俱属湿火湿热,水性下趋故也。在中部者多属气郁火郁,以气火之俱发于中也",从而确立了"按部求因"的辨证方法。此法不仅为治疗外科病证提供了简便易行的思路,也为外科病证指出了临床用药的原则。三是提出了"毒攻五脏"的主要证候。高氏对毒攻五脏的证候做了论述,指出"毒入于心则昏迷,入于肝则痉厥,入于脾则腹疼胀,入于肺则喘嗽,入于肾则目暗手足冷"。根据五脏的生理特点,明确了毒攻各脏的主证,为临床分脏治疗提供了参考。四是论证了治疮疡必以阴阳、虚实、表里、寒热为本。高氏在总结临床治疗经验的基础上,提出治疮疡必以阴阳、虚实、表里、寒热为本。主张阳毒可以攻毒,阴毒必须补正,未溃以疏托解毒为主,已溃以托补元气为主。五是汇集了 260 余首外科方剂,其中更包括 58 首高氏家用秘方。如紫金膏治疗痰核,十层膏治疗膝疮,麻黄膏治疗牛皮癣,黎洞丹治疗跌打损伤,增制史国公药酒方治疗历节风痹,化坚丸治疗乳痰乳癖,阴阳铁箍散治疗痈疽等。至今仍有重要的临床实用价值。

杜氏外科的学术思想就传承自此书,朱松毅自幼习自杜氏外科,并结合自己的经验,也对"心得派"的学术思想进行了传承与创新。

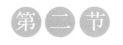

学术思想

朱松毅为上海市名中医,是江南杜氏外科第三代传人。从医 70 余载,擅治外科诸症,尤擅外治,临床经验丰富,疗法独特,疗效确切。朱松毅认为,诊治外科疾病,无论内治外治,均应以阴阳为纲,阴阳确立方能立法用药;临证用药,应抓住关键病机,异病同治,异曲同工,外科诸病,以消为贵,慎用刀针,以绝后患。

一、阴阳为纲,异病同治

朱松毅指出,外科诸症,大致可用痈、疽加以概括;痈为阳邪,疽乃阴证;临证用药,应先别阴阳,再图论治;无论内治外治,总以阴阳为刚;如阴阳不辨,一味清热解毒,甚至寒热误用,失之大矣。

朱松毅认为,外科疾病虽发在体表,却反映了机体阴阳气血的虚实盛衰,临证应详细观察痈疽之有形无形、色红色白、根脚深浅、酿脓难易、脓出厚薄等局部表现,结合疾病之起病缓急、病程长短、体质强弱等特点,综合分析判断,辨别阴证阳证,区分寒热虚实,然后选择合适的外用药物,方能药到病除。朱松毅的这些见解正是对清代名医吴师机"外治之法即内治之理"学术思想的深刻理解与灵活运用。在这一思想指导下,朱松毅将家传秘方与自身多年临床经验相结合,先后创制了冰砂软膏、冰桃软膏、桃芥软膏等一系列外用药物,分别用以治疗痈疽之阳证、半阴半阳证、阴证,并将这些处方无私地奉献给了医院,这些药物至今仍作为院内制剂在临床上广泛使用,治愈了大批患者。

朱松毅特别强调,对于病久难愈的患者,一定要详细询问其病史,追问病之初起之征及其诊治过程,再三体会是否误辨阴阳、误用寒温,导致疾病缠绵难愈;一旦阴阳确立,当果断施治,或清消,或透托,或温补,如辨证准确,当如鼓应桴。

西学东渐,明清后,中医学也在不断的学科分化过程中向前发展,继中华人民共和国成立前骨伤科、五官科先后独立成科,中医外科逐渐细分为疮疡科、皮肤科、肛肠科、乳腺科、周围血管科等,各科医师专攻其职,形成了不同的治疗方法。朱松毅指出,人体是一个有机的整体,痈疽虽发于机体的不同部位,临床表现各不相同,但都离不开气血凝滞、经络阻隔的基本病机;只要抓住病机关键,明了阴阳寒热,病虽不同,中医治疗的原则和方法却是相通的,这就是"异病同治"。

朱松毅常告诫后辈,如乳痈(急性乳腺炎)、颈痈(颈部急性化脓性淋巴结炎)、臀痈(臀部蜂窝织炎)、肛痈(肛周脓肿)等这一类疾病,具有起病急骤、肿形高突、色红灼热、根脚收束、易脓易溃、脓出稠厚等局部特点,并多伴恶寒发热等全身反应,其病机为热毒炽盛、气血充足、正邪两旺,均属阳证,临床上应尽早使用冰砂软膏以清热解毒、消肿止痛,以求消散;如臖核(慢性淋巴结炎)、痹症(骨关节炎)、乳癖(乳腺增生)这一类疾病,病之初起,具有漫肿无形或略高出皮面、皮色不变或微红、皮温不变或微热、按之虽痛而不剧等局部特点,多不化脓,并伴有或并无恶寒发热等轻微的全身反应,其病机为气血凝滞、酿生湿热痰结、正不足而邪不甚,均属半阴半阳证,临床上应使用冰桃软膏以清热活血、化瘀止痛,以求消散瘀结或助脓透表;如瘰疬(颈部淋巴结结核)、流痰(骨关节结核)、乳痨(乳房结核)等这一类疾病,病之初起,具有漫肿无形、皮色不变、肤温不高、按之微痛或不痛等局部特点,旬日甚至月余方有成脓表现,并多伴有神疲乏力、腰膝酸软、午后潮热等全身反应,其病机为脏腑虚弱、气血不足、痰湿凝滞,均属阴证范畴,临床上应使用桃芥软膏以温通气血、活血化瘀、化痰散结,以求温化痰湿或托脓透表;以上种种,虽病症变化多端,然病机相类者,临证用药亦相通,再以内治和之,何愁病之不瘥。

朱松毅又指出,临证用药不可拘泥,如脱疽(趾端动脉闭塞性疾病)、瘰疬(颈部淋巴结结核)、流痰(骨关节结核)、乳痨(乳房结核)等病,初起表现为阴证,病程进展又表现为半阴半阳之证,继染邪毒又可表现为阳证,这种起始为寒、起久为热的病症,既有异病同治者,亦有同病异治者,其理相通,不可不细察之。

二、慎用刀针,精于外治

朱松毅常说,医者操之以技,是为解除大众之疾苦;针石砭镰,乃医者之器具,缓急用之,以图全效;切不可急功近利,动辄施之,于病无益,图增患者痛苦。朱松毅这番话,值得我辈深思而谨行,也是对"大医精诚"之临证诠释与领悟。

朱松毅认为,在这个快节奏的时代,人人心浮气躁,患者急于求治,医者急于收工;岂不知疾病之发展正如自然界之风云变化、季节更替,自有其普遍规律;顺应这个规律诊治疾病,可以加速疾病的痊愈过程,逆之则非但无益,反而速祸。如有头疽(多个毛囊及毛囊周围急性化脓性炎症)一病,一候(七日)成形,二候成脓,三候脱腐,四候生肌,临证当如法调治,历月余方能收功;如医者不知其规律,以痈之阳证论治,见病初起即过用寒凉,但见脓头便施以刀针,脓出不畅则补益透托,急急求治,全不顾疾病之本性,非但无益于病情,反而导致疽毒不化,甚而内陷入里,顷刻间现七恶之征;正所谓医不对证,枉死者多矣。

更有今之医者,但见肿毒,便以刀圭割之,号称杜绝后患。岂不知痈发六腑、疽发五脏,脏腑不和,后患安能不生?必当调和脏腑、调理气血、调整阴阳,方能邪去正安,疾疴不生,以绝后患。由此可见朱松毅医道之精深,及其悲天悯人之仁心。

外治法,在外科疾病的治疗中,也占有很重要的地位。根据局部的特点,辨证用药,不但能够与内治法很好地配合,提高疗效,而且对于轻浅的疮疡,由于药物直接接触病损部,使用得当,同样可以单独奏效。

朱松毅常以阳春膏温经散寒、活血通络、行瘀止痛,主治风湿痹痛、关节不利、筋骨酸痛等症;冰砂软膏治红肿热痛的急性炎症,取清热解毒、消肿散结之功;以桃芥软膏活血散结,治结块不红不痛者;四虎膏治表皮不红不痛之结核;冰桃软膏治半表半里之肿块。又对不同疮口采用不同外敷药膏,青黛膏用于疮口周围皮肤有湿疹者;红油膏用于疮口仅有少量脓腐者;若疮口脓清,肉芽增生,则用白玉丹;祛腐提毒用二宝丹,去腐生新则用三仙丹。此外,还注重外科换药,要求注意:伤口要清洁,除去分泌物及腐肉,分泌多者或慢性溃疡,疮面宜用薄型药,并要每日换药。用于消散者外敷药宜厚。疮口排脓不畅,要药线引流,外用油膏可薄些。其次,对疔疮、脑疽、发背等症,脓前切忌针挑、手挤。脑疽、发背等若失察而过早地施以刀圭,每能致邪毒内陷,攻入脏腑,出现逆症,尤以高年体弱者为最。乳痈成脓应指者,即宜切开引流,不宜过熟,引流后不用重压挤脓,如不注意,每多走窜,徒增痛苦。

三、消托兼施,活血化瘀

历代外科医家有"以消为贵"之说,而朱松毅积数十年之经验,认为消法贵于早,即患大症,亦可消散;若症将成脓,内消则徒然,宜辅以托法,消托兼施,每能取效。朱松毅在治疗瘰疬上采用以消为主、以托为辅的治则。认为瘰疬多发于青少年期,其中常见于妇女,盖因其性急躁、执滞,易致郁怒伤肝,肝气郁结,郁久化火,炼液为痰,痰气凝滞,结聚成块,致生瘰疬。男子患此,多因肝肾阴虚,虚火上炎,灼津为痰,痰火凝积成结,故在治疗上,妇女侧重在疏肝解郁,化痰散结。若病程日久,溃后耗伤气血,当调补气血为法。在内治上分为三期。

硬结期:重用消法,目的在散结。治则疏肝解郁,化痰软坚。常用方以逍遥散合海藻玉壶汤加减。用柴胡、香附疏肝解郁;夏枯草、浙贝母、陈皮理气清热散结;猫爪草、蛇果草消肿散结;海藻、昆布、生牡蛎化痰散结。党参、沙参、玄参、生地益气滋阴;淮山药、山茱萸健脾补肾;当归、赤芍养血活血。集化痰、软坚、散结药物于一方,以加强散结之力,重在消法的运用。脓肿期:在清热化痰基础上,重用托法,以免邪毒流窜。方用穿山甲、皂角刺托毒透脓,金银花、连翘清热解毒。破溃期:重用补法,佐以托法,以加速伤口愈合。

常用经验方:"四草汤"(即夏枯草、猫爪草、蛇果草、白花蛇舌草),在此方基础上辨证加味,如胸膈痞闷者加川楝子、炒枳壳、青皮;如阴虚盗汗、午后潮热者加青蒿、地骨皮、沙参、浮小麦;如夜寐不宁、多梦、心悸者加远志、酸枣仁、夜交藤。

外治法:硬结期用活血、软坚、消散药,如四虎膏、冰砂软膏;脓肿期用冰砂软膏;在破溃期还须按局部症状。朱松毅还注重外治的辨证用药:如脓腐较多黏附不去时用提脓祛腐药二宝丹;如皮下窜空,皮肉游离者,应清创剪除游离之皮;形成窦道、瘘管者,用腐蚀药以拔管,如白降丹;对脓腐未净者,改用提毒生肌药收口,如三丹仙、红油膏;对脓尽肉芽鲜红者,则用生肌收口药,如生肌散、白玉膏、玉红膏等。

瘰疬虽属慢性顽疾，但一般预后良好，病情稳定后可改成药，如夏枯草膏、内消瘰疬丸、芋芨丸、小金片等；体虚者可配服人参养荣丸、八珍丸等。

活血化瘀法是中医学治则上一个重要部分，它在外科中运用于瘿瘤、痹症、郁证、诸痛等证，都具有良好的效果。其功在畅通血流，消散瘀滞。朱松毅按照辨证论治规律，用桃仁四物汤、血府逐瘀汤、复元活血汤、膈下逐瘀汤、解毒活血汤、大黄牡丹皮汤等化裁，确行之有效，达到了事半功倍的效果。他认为："血有瘀而结之，宜破之逐之""补血行血宜用当归""行血散血宜用川芎、郁金、三七、泽兰、乳香、没药、牛膝、鸡血藤及虫类药如穿山甲、地鳖虫、水蛭等，都应辨证施治，庶无差谬"。

活血益气法：如治疗小儿面部血管瘤，中医诊断为"血瘤"，因心主血脉，故"血瘤"属心，心气虚则血行失常，脉络瘀滞不行而成。在活血化瘀药中，攻其瘀滞之中加用补气药以补其不足，寓补于攻，推陈出新。药症相合，故得以奏效而消。

活血破瘀法：治疗多发性神经纤维瘤，亦颇见效。在西医学中，本病属良性肿瘤（但有 10％ 的恶性报告），少则手术治疗，多者往往只能听其自然发展。而运用活血化瘀、破气散结的治则，既治症病，疗效自见。

活血行气法：用治于肠痈（阑尾包块）。《外科正宗》说："夫肠痈者，皆湿热瘀血流入小肠而成也。"故属于实证、热证。根据"六腑以通为用"和"通则不痛"的原则，活血行气佐以清热通腑之品，达到通里攻下，化瘀散结，其效自见。

活血理气法：如治疗甲状腺腺瘤。本病以女性为多，常由肝气郁结，致气血壅滞，痰瘀凝阻于项间而成。治疗重点以理气活血、化瘀散结为主。还需根据辨证与辨病相结合的原则，气虚者应加补气药，脾胃不和者应加健脾和胃药，心悸失眠者应加养心安神药等，不能拘泥于一方。

活血利湿法：用于"流火"（下肢慢性丹毒）。初起时宜治早以治愈，以防发作。炎症控制，症转慢性时，红、肿、热、痛四症见轻，但肿势稽留，垂胀加重，此为湿热下注，血瘀不畅，佐以清热利湿之品，每能消肿，应手而愈。

总之，朱松毅具有 70 余年的中医外科临床经验，许多外科中的顽疾顽症辗转难愈，每经朱松毅诊治，尝获显效。他态度谦和，治学谨言。不仅造福于外疾患者，且启迪后学，为发展中医外科做出了毕生的贡献。

四、从肝论治皮外科疾病

气血凝滞是外疡等疾病的发病机理。许多外疡或皮肤疾病，虽然有体表的征象,但初起往往有情志内伤的病因,临床上则出现肝气郁结症状,如情志郁闷、心烦易怒、面色晦滞、舌质黯红、脉弦为主等。有时,症状可随患者的情志喜怒而变化消长。因此不应单纯着眼于体表征象,而应从病因着手,通过疏肝理气,使肝气调达,气血流畅来调节患者内部的机体,疾病才可能从根本上治愈。朱松毅用药常选用软柴胡、制香附、广郁金、延胡索、川楝子一类,虽然平淡常见,但因该类药直入肝经,疏肝理气效果甚佳,同时针对各类疾病,通过辨证施治来配合其他疗法,使疾病终获良效。

1. 疏肝软坚疗瘿病 瘿是一种发生于颈部的慢性非化脓性疾患。西医学所称之单纯甲状腺肿与甲状腺肿瘤,即属"瘿"范畴。"瘿"的病名最早见于《灵枢·经脉》《灵枢·痈疽》等,古称"侠瘿",张介宾注曰:"侠瘿,侠颈之瘤属也。"现代临床多见于颈前结喉漫肿,或为结块,或有疼痛,可随吞咽动作而上下活动,可伴有心悸、手足麻木、震颤、突眼等症状,女性患者常伴有月经失调。古代医籍认为瘿之发生与情志关系密切。《诸病源候论》有"瘿者,由忧患气结所生"之说。同时,瘿的病位,在颈前结喉两侧,与任、督二脉有关,而任、督二脉皆系于肝肾。中医理论认为,肝主情志,主疏泄,性喜条达。《太平圣惠方》云:"夫瘿者,由忧患气结所生也。"《类证治裁》亦谓:"瘿瘤其症属五脏,其原由肝火。"诸医家均指出,瘿病的发生与情志变化息息相关,表明忧愁思虑、恼怒怨恨是造成"瘿气"发生的主要原因。肝为将军之官,善干他脏,并与五脏在生理上有紧密的联系,如水生木、木生火、金克木、木克土、土克水;在病理上亦相互关联,如肝木乘脾、水不涵木、肝阳上亢化火生风等。叶天士云:"盖肝者,将军之官,善干他脏者也。要知肝气逆,则诸气皆逆,气逆则痰生,遂火沸风旋……无所不致矣。"因此有"肝为百病之贼"之说。冲任隶属于肝肾二脉,失调亦可为患,冲脉有"五脏六腑、十二经之海"之称。颈前结喉处不仅为冲脉循行之处,而且有赖于冲脉气血通畅、濡养、调和,若冲脉失调,脉气上逆,上冲咽喉,则气血壅滞,凝结于颈部,即可发为瘿病。任脉上循喉咙,其气布散精血津液于颈前及头面,故任脉是否充盈调畅与能否荣养咽喉、肌肤有关。《难经》曰:"任之为病,其内苦结,男子为七疝,女子为瘕聚""若气血凝聚于颈前,久而不散,则易病瘿也"。肝开窍于目,瘿病"突眼"之症,古称"鸦眼凝睛"。"肝开窍于目","突眼"多因长期情志失于条畅,肝气郁结,郁而化火,上犯于目,目眶脉络涩滞而成。由此可见,瘿病突眼与肝的功能失调关系密切。

因此,朱松毅认为,甲状腺是人体主要的内分泌器官,主要分泌甲状腺激素,其症状与中医肝主情志、主疏泄生理病理变化类似;甲状腺激素分泌过多或引起甲亢时可引起中枢神经兴奋,临床常出现心悸手抖、怕热多汗、急躁易怒、多食易饥、突眼等。在治疗这一类疾病时,从肝着手,在疏肝理气的同时,辅以化痰软坚之品,取效较好。

 病案

汪某,男,68 岁。1980 年 5 月 16 日初诊。

患者于 4 日前发现前颈右侧有一肿块 5 cm×4 cm,光滑而有弹性,随吞咽动作而上下活动,某外院同位素扫描为甲状腺"温结节"。患者伴有心烦易怒,口苦,舌质偏红、苔薄腻,脉弦。

西医诊断:甲状腺腺瘤。

中医诊断:瘿病。

辨证:肝气郁结,痰浊凝聚。

治法:疏肝理气,化痰散结。

方药:

软柴胡 6 g	炒赤芍 10 g	生白芍 10 g	制香附 10 g
青木香 10 g	夏枯草 15 g	黄药子 15 g	海浮石(先)30 g
海藻 15 g	昆布 10 g	炙山甲 10 g	生牡蛎(先)30 g
陈皮 10 g			

连服 21 剂。即见肿块转软,以后继服药半年,肿块消失,但患者尚有发音欠响,随以益气养阴、化痰之品巩固疗效。

2. **疏肝调冲治乳癖** 女性乳房具有哺育婴儿、参与性活动的重要功能。"女子以肝为先天",肝与乳房紧密相连,生理上乳房受肝脏的调节,病理方面亦互为影响,可见乳房为肝之窍。"窍",空也,穴也,是人体与体表相联系的通道之义。从解剖上来说,窍有孔道之意。从功能上看,它是体内外气机、水谷精微等出入的枢纽,其正常的开阖受脏腑的调控。乳房作为第二性征,位于胸前第 2~6 肋间,左右各一,内侧缘达胸骨旁,外侧缘达腋前线,乳房是由乳头、乳晕、皮下组织、乳房悬韧带、各级乳腺导管、乳腺小叶等诸多脉络构成的网络管状结构。乳络气血运行通畅,精微物质顺利输送至乳房,乳房方可正常生长发育。不同生理时期,乳房的形态功能不完全一致。女性孕期和哺乳期,在肝主疏泄功能、脾胃化生气血、肾气充沛的情况下,乳房逐渐充盈,乳头、乳晕也逐渐变大,这时乳房呈现出"藏精气而不泄""满而不实"脏的特性。哺乳期乳房分泌、贮藏、排泄乳汁,哺育婴儿,体现了"藏而不能满"的特性,又呈现出"传化物而不藏"腑的特性。

而在非孕非哺乳期,乳头、乳腺腺管以及各级导管,皆为中空的状态,不分泌、不贮藏、不排泄乳汁,与"传化物而不藏""藏精气而不泄"的特性皆不同,即具有非脏非腑的特性。肝为刚脏,体阴而用阳,肝藏血,血为阴,故肝体为阴;肝主疏泄,为风木之脏,内寄相火,功能属阳。肝主筋,乳房为筋肉所聚之处,如《素问·痿论》曰:"肝主身之筋膜。"《圣济总录》言:"妇人纯阴,以血为本,以气为用。"乳房的生长发育、乳汁的生成排泄都与气机的升降出入密切相关,肝主疏泄发挥着重要的协调作用。

乳癖是青中年妇女乳房部常见的慢性肿块。此病相当于西医学的乳腺增生症。叶天士《临证指南医案》曰"子以肝为先天",肝主疏泄,喜条达而恶抑郁,喜散不喜郁,肝能够调节人体气机走向,肝经行于胸胁纵隔,循绕乳头,能够参与女子乳房之气机的调节。肝主血海,《校注妇人良方》记载:"血气宜行,其神自清,月水如期,血凝成孕",可见女子经带胎产均依赖于血海的充盈满溢,而血海的充盈又有赖于肝疏泄功能的正常发挥。《外科心法要诀》云:"乳房结核坚硬,小者如梅,大者如李……由肝脾二经气郁结滞而成。"《外科正宗》指出:"乳癖乃乳中结核……其核随喜怒消长。"因此,肝的疏泄功能发挥正常,女子乳房之气机调节顺畅,则肝气不郁,乳络通畅,乳癖不生。若肝失于疏泄,气机郁滞,则气血流行不畅,冲任二脉失于气机的调节,血海亦不能满溢条达,逆乱之肝气郁于乳络,发为乳癖。

朱松毅认为凡属乳癖,其病机多由情志内伤、肝郁痰凝而成。故多出现乳房胀痛等症,特别是慢性乳腺增生冲任失调者,在经前期肝郁乳胀症候更为明显,故一般均给予疏肝理气、调摄冲任、化痰散结,药后疗效都很明显。

病案

患者,女,30岁。1983年4月21日初诊。

患者于某院钼靶检查诊断为双侧乳房小叶增生,每于经前两乳胀痛(左侧为甚),且有胸闷胁胀,发病已10年。经检查,双侧乳房扪及大小不等扁圆状结块,质中,能推动且境界不清。

西医诊断:乳腺增生症。

中医诊断:乳癖。

辨证:肝气郁结,冲任失调。

治法:疏肝调冲,理气散结。

方药:

软柴胡 6 g	全当归 10 g	广郁金 10 g	炒枳壳 6 g

法半夏 10 g	八月札 15 g	橘叶 15 g	橘核 15 g
青皮 6 g	陈皮 6 g	延胡索 10 g	川楝子 10 g
菟丝子 15 g	巴戟天 15 g		

连服 14 剂,两乳胀痛及胸闷胁胀均已消除,以后继服前药 3 个月,乳房结节逐渐缩小至消失。

3. 疏肝益肾祛白驳风 白癜风,中医称为"白驳风",在古典文献中又有"白癜""白驳""斑白""斑驳"等名称,西医学称为"白癜风",是一种以局限性或泛发性皮肤黏膜色素脱失为特征的顽固性皮肤病。本病主要表现为皮肤局部白斑,白斑表面光滑,内部毛发变白、周围色素沉着,多无明显自觉症状,少数患者发病前有患处局部瘙痒感,大多难以自愈。本病可发生于任何年龄、任何部位,但以青少年好发,全球 1‰~2‰ 的人患有白癜风,严重影响美观,给工作、生活和社交带来极大的心理压力。本病发病机制尚不明确,多认为与遗传、免疫、精神与神经系统、黑色素细胞自身毁灭、氧化应激、微量元素缺乏等因素密切相关。

中医学对本病有较早的系统认识,如《诸病源候论》所载:"风白驳者,此亦是风邪搏于皮肤,血气不和所生也。"《太平圣惠方·治白癜风诸方》中记载:"夫肺有壅热,又风气外伤于肌肉……伏留于腠理,与卫气相搏,不能消散,令皮肤皱起生白斑点,故名白癜风也",指出白癜风发病主要是因为风邪侵扰,气血失和,又与脏腑内热相关,常夹杂湿热之邪。《外科正宗·卷之四·杂疮毒门》言:"紫白癜风,乃是一体而分二种也,紫因血滞、白因气滞,总由热体风湿所受,凝滞毛孔,气血不行所致。"《医林改错》曰:"白癜风血瘀于皮里",则指出白癜风发病多有脉络瘀阻,与肝气郁结而致气滞,跌打损伤而致血瘀等相关。所以中医认为,内伤七情或外感风邪、内有郁热导致肝肾不足、气血失和,气滞血瘀,肌肤失养,是本病发生的关键病机。

朱松毅认为本病病位在皮肤腠理,而责之于肺失输布、气血不荣。然而由于本病多顽固不愈,病根深痼,年深日久,消耗精血,而累及肝肾。所以本病患者以肝肾不足证最为多见。肤色的晦明存亡,既依赖于肝肾精血的濡养,又需要肾气的温煦和肝气的条达。肝主青色,肾主黑色,肝藏血,肾藏精,肝肾不足证的白癜风患者,精血生化不足,无法滋养肌肤,故肌肤色淡或脱失。根据中医发病机理,朱松毅认为人之一身,皆气血所循行,气非血不和,血非气不运,若气机失利,可使血行不畅,导致腠理不密,肌肤失荣而出现白斑,所以治疗中往往给予疏肝理气来调理气血、补益肝肾以荣养肌肤而获验。

病案

徐某,男,29岁。1982年5月31日初诊。

患者在3年前发现右眼外侧一白斑,随后逐渐增大,经某院皮肤科诊治未效。患者曾有肝炎史。刻诊:右眼外围白斑5 cm×7 cm,眉间、左背亦各有一如蚕豆大白斑。

西医诊断:白癜风。

中医诊断:白驳风。

辨证:肺失输布,气血不荣,肝肾不足。

治法:以祛风祛邪、疏肝理气法治疗,使症情趋于稳定的情况下,又以疏肝活血、补益肝肾的方法进行治疗。

方药:

全当归10 g	八月札15 g	广郁金10 g	川楝子10 g
炒赤芍10 g	生白芍10 g	红花6 g	桃仁10 g
川芎10 g	生何首乌9 g	制何首乌9 g	生地黄15 g
熟地黄15 g	淮山药15 g	潼蒺藜12 g	白蒺藜12 g

数诊3个月后,患者色素明显加深,之后的随访也未见复发。

4.疏肝化瘀消面尘 面尘即"黧黑斑",西医学称为"黄褐斑",《灵枢·邪气藏府病形》曰:"十二经脉,三百六十五络,其血气皆上于面而走空窍。"络脉是气血津液输布贯通的枢纽。而肝为将军之官,主藏血,调畅气机,脾为后天之本,气血生化之源,由于机体内外原因导致肝失疏泄,肝木横逆克脾土,脾失健运,气机运化失调,病理变化反映于面,常表现为黄褐斑的产生。《诸病源候论》曰:"五脏六腑十二经血,皆上于面。夫血之行俱荣表里,人或痰饮渍脏,或腠理受风,致血气不和,或涩或浊,不能荣于皮肤,故变生黑皯。"《丹溪心法·六郁》曰:"气血冲和,万病不生,一有怫郁,诸病生焉,故人身诸病,多生于郁。"情志抑郁致肝失调达,荣气阻遏,临床症见面部黄褐斑。《临证指南医案》云:"皆因郁而气滞,气滞久化热,热郁则津液耗而不流,升降之机失度,初伤气分,久延血分,延及郁劳沉疴。"由于肝郁气滞,气机升降失常,郁久化热,热及血分,可以致使机体发病,导致黄褐斑的产生。《医宗金鉴》曰:"原于忧思抑郁成,大如莲子小赤豆,玉容久洗自然平。注:此证一名黧黑斑,初起色如尘垢,日久黑似蝶形,枯暗不泽,大小不一。小者如粟粒赤豆,大者似莲子、芡实,或长或斜,或圆与皮肤相平。因忧思抑郁、血弱不华,火燥结滞而生于面上,妇女多有之。"

黄褐斑是由于患者面部的黄褐色色素沉着而导致的一种损容性皮肤病,其多发生于女性面部频繁暴露于紫外线下的肤色较深的部位,呈蝴蝶状分布于颊部、眼眶及前额等部位。本病属于临床常见的皮肤病之一,作为损容性疾病的一种,虽然没有明显的疼痛和瘙痒等不适感,但是对患者的工作和生活都带来很多烦恼,尤其是女性患者,女性易受到生理、心理和社会因素的影响,本病不仅有损患者容貌,病程日久还会导致很多患者变得自卑、抑郁,甚至产生心理障碍性疾病。

面部黄褐斑属于面部色素增生,即面部皮肤暗滞呈黄褐色的花纹状。这类患者女性为多,气机郁滞症状较明显。本病多与肝有关。朱松毅从疏肝理气法施治,若有血瘀者,佐以活血化瘀,常获显效。

 病案

患者,女,38 岁。1983 年 12 月 7 日初诊。

患者面部黄褐斑发病 3～4 年。平素情志不畅,烦躁易怒。刻诊:面色晦滞,褐色斑片分布较广,以颧部及口围为甚,诊见舌胖苔薄,边有瘀点,脉细弦。

西医诊断:黄褐斑。

中医诊断:黧黑斑。

辨证:肝气失疏,气血凝滞,腠理郁闭。

治法:疏肝理气,活血化瘀以消斑。

方药:

软柴胡 6 g	当归尾 10 g	炒赤芍 10 g	大红花 6 g
桃仁泥 12 g	紫丹参 12 g	鸡血藤 12 g	大川芎 6 g
泽兰叶 12 g	生地黄 15 g	熟地黄 15 g	炙甘草 6 g
广陈皮 6 g			

诊治 3 个月,色素明显见淡,面色亦见润泽。

第三章

心得集锦篇

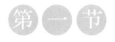

疾病诊治经验

一、急性颈淋巴结炎论治

急性颈淋巴结炎，中医称"颈痈"，也称"痰毒"，是好发于儿童的常见病，以春夏之交发病较多。患者发病前常有上呼吸道感染症状，如感冒、咽峡炎、扁桃体炎，或龋齿等病史。盖因小儿脏腑娇嫩，形气未充，机体和功能均较脆弱，对疾病的抵抗力较差，加上寒暖不能自调，饮食不知自节，一旦调护失宜，外因易为六淫所侵，内因易为饮食所伤，致毒邪流窜，热甚蕴结而诱发本病。中医学认为，本病多由于外感风温、风热、夹痰蕴结于少阳、阳明之络，致热盛痰结，经络壅遏，气血凝滞所致。若正不胜邪，则热盛肉腐，肉腐为脓。《疡科心得集》曰："夫风热痰皆发于颈项间，以风温阻于少阳梢络而发""然以证生于幼孩者多，盖风温袭入，化火发热最易成脓，以幼孩纯阳，不耐身热故也"。

西医治疗用各种抗生素对本病伴发热者应用后，能缓解高热，但对结块的消散，有时疗效则不显著，且易形成僵块。中医药治疗本病效果确属可靠。按朱松毅经验，本病如能在发病初期或肿块白胖未成脓时就诊，应用中药都能消散。亦有成脓者，应用清热解毒之剂后而取得消散的病例。朱松毅在治疗急性颈淋巴结炎时一般皆不选用抗生素。对已成脓的病例，须行切开手术时，在时间掌握上，对于创口愈合的早迟，很有讨论意义。据朱松毅数十年的临床观察，宜按患者的病情辨证决定，如有体温38℃上下的发热存在，患部成脓应指明显者则宜切开排脓，待脓出热退，肿痛缓解；如发热不显，患部虽已感应指而周围结块仍感僵硬又无明显按痛时，则不宜过早切开，如过早则脓出不多，周围结块依然存在，肿势也不因排脓而缓解，这样愈合期势必延长。对患部脓出，创口愈合后僵块未消的出现反复成脓的病例，则更不宜过早切开，须给予托毒透脓之剂，使之根脚缩小，中区顶尖高突后再行切开，脓随毒泄，则脓腐排尽后僵块易消，愈合亦速。反之，僵块依然，收口必迟。

风、热、痰是发生肿块的病原，因此病因既明，论治即易。疏风清热化痰是散结有效措施。古方今用，辨证论治，对本病的消散确能应手而愈。但本病溃脓后，如气血虚弱，纳呆少食者，清热苦寒药不宜久用，治当益气滋阴，调理健脾。

故《外科正宗》陈实公云:"盖托里则气血壮而脾胃盛,使脓秽自排,毒气自解,死肉自溃,新肉自生,饮食自进,疮口自敛。"笔者在治疗中体会较深,凡溃后的病例,重视脾胃调理,辨证施治,其愈合期定能明显缩短,体力恢复亦速。

外治法在疮疡的治疗中有其重要作用,《外科正宗》陈氏序言中指出:"治外较难于治内,内之证或不及其外,外之证则必根于内也。"朱松毅积多年的临床体会,在论治本病时,内外同治,其义尤深。如在肿块消散和成脓透托时外用冰砂软膏,具有清热解毒、消肿止痛之功;药线引流用三仙丹,有提脓祛腐之力;脓尽用白玉膏有生肌收口之功。中区手术切口虽小(约 1 cm),但用药线引流以及药粉的提脓拔毒,有其传统优点,能达到引流畅、痛苦少、愈合快的目的,同时疮口愈合后瘢痕极小(或无瘢痕),不影响美观。但仍需指出,在创口脓尽,流出黄稠黏液时,应及时停用药线,其愈合指日可待,否则将拖延疮口愈合日期。

病案 1

李某,女,18 个月。1985 年 10 月 10 日初诊。

左侧颌下结块肿痛已 8 日,初起伴高热,体温 42℃,外院用青霉素后热退,但肿势反增大。诊见:肿块鹅卵大,皮色微红,不能推动,触痛明显,咽充血,扁桃体肿大;舌尖红,苔薄白,脉滑数。

西医诊断:急性颈淋巴结炎。

中医诊断:颈痈。

辨证:外感风温毒邪,痰火凝聚颈项而发。

治法:疏风清热,化痰消肿。

方药:

炒荆芥 3 g	熟牛蒡 6 g	夏枯草 9 g	苦桔梗 3 g
制僵蚕 6 g	生栀子 6 g	金银花 6 g	连翘心 3 g
生黄芩 3 g	薄荷(后下)3 g		

局部外敷冰砂软膏,每日一换。药进 2 剂,结块明显缩小,红色转淡,守原法续进 3 剂后,肿势完全消退,结块亦基本消散。原方去生栀子、薄荷,加玄参 6 g、苦杏仁 3 g、海藻 6 g,巩固 3 剂痊愈。

病案 2

咸某,女,4 个月,1983 年 5 月 12 日初诊。

右侧颌颈部患急性淋巴结炎 1 个月，4 月 23 日，在上海某医院切开引流，2 周后创口愈合，但僵块未消，现又复发 3 日，伴发热不退，曾交替应用青霉素、红霉素、庆大霉素等，症情未见改善。诊见：体温 38℃，结块鸭蛋大，皮色不红，中区稍感应指。

西医诊断：急性颈淋巴结炎。

中医诊断：颈痈。

辨证：余毒未清，复受风热邪毒，致痰瘀互结，病情反复而成脓。

治法：疏风清热，托毒透脓。

方药：

牛蒡子 9 g	炒荆芥 6 g	牡丹皮 6 g	炒赤芍 6 g
金银花 9 g	连翘 6 g	桔梗 3 g	夏枯草 9 g
炙穿山甲 6 g	皂角刺 6 g	生栀子 6 g	薄荷（后下）3 g

外用冰砂软膏，厚敷，每日一换。药进 4 剂，肿势集中高尖，皮色转红，中区应指明显，治予切开排脓，以三仙丹药线引流，薄贴冰砂软膏，换药 3 日脓尽，停用药线，疮口改用白玉丹，外敷冰砂软膏，换药 3 日告愈。

二、脱发论治

脱发，中医文献有称为"蛀发癣"或"虫蛀脱发"，西医又称雄激素性秃发、男性型脱发；"咬发癣"则为头癣，是由头皮真菌而导致的脱发；而"油风"俗称"鬼剃头""鬼舐头"。此病相当于西医学的"斑秃"。斑秃是一种非瘢痕性毛发脱失性疾病，与免疫机制相关。常表现为突然出现的脱发区，患处光滑，无炎症、鳞屑和瘢痕。按病期可分为进展期、静止期和恢复期。拉发试验阳性说明正处于进展期，显微镜可见毛干近端萎缩，呈上粗下细的"叹号"样。《外科大成》中记载："油风则毛发成片脱落，皮肤光亮，痒如虫行者是也，由风热乘虚攻注，血不能荣养所致。"《外科正宗》亦曰："油风乃血虚不能随气荣养肌肤，故毛发根空，脱落成片，皮肤光亮，痒如虫行，此皆风热乘虚攻注而然。"《诸病源候论》云："人有风邪，在于头，有偏虚处，则发秃落，肌肉枯死，或如钱大，或如指大。发不生，亦不痒，故谓之鬼舐头。"中医学认为，脱发病的发生多与肝肾、血气相关。中医理论认为"发为血之余""发为肾之华""发为肾之外候"。肝藏血，肾主藏精，肝肾精血同源，而发的生长与脱落、润泽与枯槁都依赖于肾中精气之充养，而又赖于血液的濡养。

脱发是皮肤科常见的毛发疾病。临床上分为毛发稀疏及秃发,秃发又分极限性秃发和全秃。西医学从其原因方面可分为先天性脱发及获得性脱发。先天性脱发有遗传、某些单纯型先天性缺陷、毛囊本身的先天性缺陷等;获得性脱发包括内分泌功能障碍性疾病、营养代谢障碍性疾病、精神因素、重症急性传染病、慢性疾病、某些药物作用、毛囊本身正常的生理代谢性脱发、头部局部病变等。本病好发于青年人,多以男性患者为主,现代临床多将本病根据疾病表现分干性和油性两种。以头部皮脂溢出、头屑多、瘙痒、脱发为临床特点。也有部分患者没有任何症状,只是头发逐渐脱落。西医认为其发病多与遗传素质、雄性激素水平异常有关,故亦称雄激素源性脱发,本病是一种在皮脂溢出的基础上引起的脱发。隋代巢元方《诸病源候论》有云:"若血气盛则肾气强,肾气强则骨髓充满,故发润而黑;若血气虚则肾气弱,肾气弱则骨髓枯竭,故发变白也""若血盛则荣受于须发,故须发美;若血气衰弱,经脉虚竭,不能荣润,故须发秃落"。《血证论·瘀血》中云:"瘀血在上焦,或发脱不生。"《医林改错·通窍活血汤所治之症目》曰:"皮里肉外血瘀,阻塞血络,新血不能养发,故发脱落。"

由此可见,情志抑郁,肝失疏泄,气血运行不畅,久则气滞血瘀,或因湿热内蕴,内阻毛窍,血不能上荣发根,而湿热久蕴上蒸于头面,头皮瘙痒,油脂分泌旺盛,故致脱发。

朱松毅按照中医学辨证施治的原则,从整体观念出发,将此疾患辨证分为三种类型进行治疗。

风热挟湿型:表现为头发与皮肤多脂发亮或浊腻脱屑,痒如虫行,毛发成片状脱落,舌质红苔黄腻,脉滑数。治拟祛风清热,化湿止痒。药用:细生地、牡丹皮、金银花、野菊花、炒防风、净蝉蜕、白鲜皮、地肤子、苦参片、炒苍术、生山楂、生薏苡仁等药。

肝旺血虚型:表现为头发呈大小不一的圆形脱落,范围较广,毛发干燥枯焦,瘙痒不显。多素有情志不畅,头晕目眩,舌质淡红或尖边红苔薄,脉细弦。治拟平肝熄风,养血活血。药用:明天麻、嫩钩藤、石决明、白蒺藜、宣木瓜、川羌活、全当归、大川芎、熟地黄、制首乌、炒赤芍、生白芍等药。

肝肾亏虚型:此型多数病程经过缓慢,为渐进性弥漫性毛发稀疏,头皮萎缩,皮肤为白色或淡红色,同时见头晕乏力,腰膝酸软,舌淡苔薄白。脉细濡。治拟滋补肝肾,荣血生发。药用:熟地黄、杭菊花、枸杞子、菟丝子、女贞子、墨旱莲、补骨脂、制黄精、黑芝麻、大枣、炙甘草等药。

朱松毅认为,脱发的发生与肝、脾、肾三脏关系最为密切。部分患者情志抑郁,肝郁气结,过分劳累,压力较大,导致气滞血瘀,郁于肝脏,致毛发失养,造成脱发。部分患者常年饮食不规律,导致脾胃运化失常,加之饮食不节,常常过食肥甘厚味,反而会导致伤脾胃功能,致使水饮内停,蕴久化热,熏蒸于头部,致使营卫失调,皮肤腠理不固,气血脉络瘀阻,精血生化不利,发根失荣,从而引起头发脱落。

朱松毅结合自己数十年的临床经验,认为脱发之病,多由肝肾阴阳失调,尤以肝肾阴虚为主。且患者大多工作压力较大,饮食不节,湿热内生。故朱松毅认为本病之本为肝肾阴虚,其标为湿热互结。

朱松毅认为,本病在治疗时应注意标本兼治,同时可应用中医药外治的特色治疗方法,辅以中药外洗,通过提高局部皮肤的药物浓度,有效地增加中医药对本病的治疗效果,减轻患者的痛苦。由于饮食结构、工作压力、环境污染等诸多原因,脂溢性脱发的发病率逐年升高。中医药治疗本病有其独到之处。本病多为慢性,迁延日久,滋补肝肾必不可少,但应以滋阴为主,酌加温阳之品,同时还要结合清热、去脂等药物,标本兼治。

对于本病的治疗,朱松毅结合自己多年的临床经验指出,首要的治则为补肾平肝,健脾益气。补肾既是平肝,为求滋水以涵木,健脾辅以益气,因气血互根互用,故培补后天之本以生血。

在用药选方方面,主要由六味地黄丸及八珍汤化裁,以党参、黄芪、茯苓、白术、制何首乌、女贞子、墨旱莲、丹参等为首选。其中女贞子在《本草备要》中记载:"补肝肾,安五脏,强腰膝,明耳目,乌须发。"墨旱莲则在《本草纲目》中被认为可以"乌髭发,益肾阴"。制何首乌在《本草求真》中备受推崇,认为其"诸书皆言滋水补肾,黑发轻身,备极赞赏"。制何首乌、女贞子、墨旱莲是治疗脂溢性脱发的常用药物,三者皆可补益肝肾,滋水涵木,填精生发,且性味平和,不伤脾胃,可长期服用。

在朱松毅治疗脱发的自拟方中,常重用红花、桃仁、赤芍之类活血化瘀之品。这些药物的加入可以使血液流行正常,能够有效濡养身体各个脏器,以达到止脱之作用。在选方方面,朱松毅结合现代人工作压力较大,作息不规律,日夜颠倒,饮食不节,精神紧张等特点,常以龙胆泻肝汤化裁,选用龙胆草、泽泻、生山楂、生侧柏叶、黄芩、黄柏、土茯苓等药进行治疗。其中,龙胆草具有清热燥湿、泻肝胆实火的作用,配合黄芩、黄柏、土茯苓等药物,可以显著加强清热除湿的效果。而经过现代药理学的研究,发现生山楂及生侧柏叶具有显著降脂功能,能够有效减少皮脂腺的油脂分泌。

朱松毅认为脱发以肝肾不足为本，湿热互结为标，补益肝肾、清热利湿必不可少。又因本病病程较长，病久多瘀，若不能去瘀生新，则新发难生，故活血化瘀也是治疗本病的常用治法。

脂溢性脱发的患者脱发常从前额两边开始，向头顶发展，头发逐渐变稀变细，失去光泽，脱发区光滑无毛或有毳毛，前发际后退。也有不少患者的脱发是从头顶开始的。本病病程呈慢性，可长达10余年，时轻时重，病因不明。由于发病的位置，朱松毅在治疗脱发时，极为注重引经药的使用。朱松毅在选药合方时，认为不可忽视引经药的作用。引经药可使药物的作用直达患病之所，使诸药之功合力作用于病位所在。《医方集解》曾云："以巅顶之上惟风药可到也。"故朱松毅首选的引经药即为风药，以风药轻灵之性引药上行，同时由于风药本身具有的祛风止痒之效，故为朱松毅重用。常用防风、白芷等为风药引经。同时根据日常的临床治疗经验，以柴胡、川芎为头部的引经之药，以其行气化散血滞之作用，使全方之药力能够随经气循行而直达患所。"经络阻塞"是外科疾病发生的重要病机，结合经络所主的部位选用一些引经药物，常能收到显著的效果。本病发于头部，临床可根据发病的具体部位适当选用川芎、白芷、羌活等引经药，引药直达病所。

 病案 1

陈某，男，30岁。1985年3月14日初诊。

脱发5年，自觉头屑多、瘙痒剧。证见额上及顶部毛发稀疏，油脂较多，舌红苔薄黄腻，脉滑。

西医诊断：脱发。

中医诊断：脱发。

辨证：湿热郁于头皮，腠理闭塞，复感风邪。

治法：祛风清热化湿。

方药：

炒防风 9 g	净蝉蜕 6 g	野菊花 15 g	牡丹皮 9 g
生地黄 15 g	凌霄花 6 g	白茯苓 12 g	炒苍术 18 g
生山楂 30 g	生薏苡仁 30 g	生甘草 6 g	

上方加减服药4周，脱发即止。瘙痒、落屑、油脂分泌明显减少，继服4周直至痊愈而停药。

病案2

朱某,男,28岁。1984年8月18日初诊。

近1个月来,头发大量成把脱落,尚存后枕部稀发零落分布,无瘙痒落屑,伴头晕眼花,烦躁易怒,舌尖红苔薄,脉细弦。

西医诊断:脱发。

中医诊断:脱发。

辨证:肝阳上亢,血虚不能上荣。

治法:平肝潜阳,养血活血。

方药:

明天麻9g	嫩钩藤9g	石决明15g	白蒺藜9g
生地黄15g	熟地黄15g	宣木瓜9g	珍珠母30g
炒当归9g	大川芎9g	炒赤芍12g	生白芍12g
制首乌15g	大枣9g		

外用生发搽剂。嘱其放松思想,加强身体锻炼。药进7剂,已见毳毛生长,质软,以额上及颅枕部生长较密。嗣后,巩固治疗1个月,头发生长分布正常,色黑。

 病案3

李某,男,38岁。1984年4月7日初诊。

脱发已10余年,前额发际较高,毛发稀疏见顶,头皮色白。平素头昏腰酸,神疲乏力,舌淡苔薄白,脉细。

西医诊断:脱发。

中医诊断:脱发。

辨证:肝肾不足,发失所养。

治法:滋补肝肾,养血生发。

方药:

生地黄15g	熟地黄15g	杭菊花9g	炒当归9g
墨旱莲12g	川续断9g	狗脊9g	炙甘草6g
女贞子12g	枸杞子12g	菟丝子12g	大枣6g

服药2周,毛发脱落止,头昏腰酸亦减,仍守前法续治1月而愈。

病案 4

陈某,男,63 岁。1985 年 7 月 11 日初诊。

左侧颞部出现钱币状斑秃时已 1 个月,约 1.5 cm×2.5 cm,头皮光亮,稍觉瘙痒,要求外治,予生发搽剂 30 mL。药用:斑蝥 60 只,毛姜 100 g,侧柏叶 100 g,75%乙醇 100 mL。将上药浸于乙醇内盖紧,1 个月后,滤出其汁即可。外搽 1 个月,头发生长色素如常人,半年后随访未见复发。

体会:根据脱发患者所表现的不同症情,朱松毅认为,人体的局部与整体是辩证的统一,人体某一局部区域内的病理变化往往与全身脏腑、气血、阴阳的盛衰有关。故治疗局部的病变,必须本着"治病必求于本"的原则,进行分型证治,以调节机体的平衡。他指出,风热挟湿型的患者多属湿热之体,或由于过食辛辣厚味,肠胃蕴湿积热,复受风邪侵袭,风湿热邪郁于头皮致使头皮油脂分泌旺盛。时感头皮瘙痒,呈斑片状脱发,故用细生地、牡丹皮、金银花、野菊花清热解毒;炒防风、净蝉蜕、白鲜皮祛风止痒;炒苍术、生薏苡仁、地肤子、生山楂利水渗湿。而肝旺血虚型则多由肝气失疏,气郁化火,内耗阴血,阴不制阳而使虚阳亢逆于上,阴血亏损,发失濡养。可见毛发干燥枯焦脱落,头晕目眩,心烦易怒。内服明天麻、嫩钩藤、石决明、白蒺藜平肝熄风;炒当归、炒赤芍、生白芍、熟地黄、何首乌补血生发,大川芎平抑肝阳,养血敛阴。诸药合用,相辅相成。对于肝肾亏虚一型,朱松毅根据"发为肾之华、血之余"之说,认为发的生长与脱落、润泽与枯燥均与肾的精气盛衰有关,而肝具有藏血、调节血量的作用,且肝肾同源,二者息息相通,相互制约,协调平衡,在病理上也常互相影响。若肝肾亏虚,即可出现头昏乏力,腰酸膝软,弥漫性毛发稀疏等一系列证候。常用熟地黄、制黄精、黑芝麻养血滋阴,补精益髓;杭菊花、枸杞子、女贞子、墨旱莲益肾养肝;补骨脂、菟丝子补肾壮阳;大枣、炙甘草补益气血,缓和药性。值得一提的是,脱发的辩证分型并不是固定不变的,三型之间由于各种原因可相互转化。如风热挟湿型至后期可转化为肝肾亏虚型,所以,朱松毅针对症状的变化,经常采用不同的治法,并不拘泥于一方一药。

部分斑秃患者,因各种原因不能坚持服药,朱松毅常予单纯外用浸剂涂搽,亦已取得较好疗效。其功效在于外部用斑蝥、生姜性温味辛之品,具有发散、行气、活血的作用,促进毛发生长;侧柏叶外用有止痒之功,可治脂溢性皮炎,并可减少头发脱落。

脱发患者中,脑力劳动患者占据多数,此多因其长期缺乏锻炼,加之多思喜虑,使脏腑气机逆乱,气血失调,导致疾病发生,故在治疗过程中,朱松毅经常叮嘱患者放下思想包袱,积极锻炼身体,坚持服药,充满信心;对头发油脂较多者,应少食脂肪、甜食和辛辣刺激食物,避免饮酒,多食蔬菜、瓜果;避免用碱性过强的肥皂洗擦;平素体弱者,则应避免汗出当风。

三、湿疹论治

湿疹,中医病名为湿疮。其临床特点是皮损对称分布,多形损害,剧烈瘙痒,具有渗出倾向,反复发作,易成慢性等。湿疹是由多种内、外因素引起的真皮浅层及表皮炎症。其发病机制与各种内因、外因相互作用有关。迟发性变态反应在发病机制中起一定作用。

中医学认为,湿疮的发生与禀赋不耐,饮食失节,或过食辛辣刺激荤腥动风之物,脾胃受损,失其健运,湿热内生,又兼外受风邪,内外两邪相搏,风湿热邪浸淫肌肤所致。本病的发生主要与心、肺、脾、肝四经的病变相关。

湿疹者,对位湿邪内生,故一般治疗时对用燥湿之药物,其实不然,对于湿热甚者,在燥湿治疗效果不显时,可适当使用养阴生津之药物,或可奏效。

湿疹是一种炎症性皮肤病,常常是由多种内外因素引起。临床上以皮损多形性、分布对称、易反复发作、迁延成慢性为主要特征。西医治疗主要以控制症状、减少复发为目的,治疗方法以使用抗组胺药与局部外用糖皮质激素制剂为主。

朱松毅认为,本病以湿热为主,治宜以清热利湿止痒为主。半枝莲、蝉蜕、防风、麻黄、生甘草为其治疗湿疹的经验用药。其中半枝莲主清热解毒、活血祛瘀、消肿止痛,蝉蜕主解热透疹,防风主祛风解表、胜湿止痒,麻黄主散阴疽、消癥结,甘草主清热解毒。诸药合之,清热胜湿、透疹止痒兼而有之,且有较强的抗过敏作用,为治疗湿疹之良药。

朱松毅指出,急性湿疹以湿热为主,治以清热利湿止痒;急性湿疹最重要的致病因素乃"湿邪",当人体的水液代谢紊乱时容易产生湿邪,湿性黏滞,难以祛除,而且湿为阴邪,易阻滞气机,耗损阳气,故而病程较长,反复发作,缠绵难愈为其致病特点。

而亚急性湿疹是一种炎症性、瘙痒性皮肤病,临床表现多为红肿、渗出等,伴有丘疹、少量丘疱疹和鳞屑等症状,朱松毅认为亚急性湿疹多由先天禀赋不足,脾胃功能不足,后天饮食不节,致脾胃失运,湿热内生,再加之肌肤嫩薄,易感受风湿热邪,导致湿热毒浸淫肌肤而发病。治疗应以清热利湿、健脾和胃为主。

慢性湿疹是临床常见的慢性瘙痒性、炎症性皮肤病,西医学认为其与免疫失衡、环境、感染等因素相关,临床以对称分布的多形性皮损伴苔藓样变为主要表现,伴剧烈瘙痒,患者易产生失眠、焦虑、抑郁等精神情志问题,严重影响身心健康。西医治疗多采用抗组胺药、激素、生物制剂等,虽能暂时控制症状,但不能有效控制疾病反复,远期疗效欠理想,且长期应用价格昂贵,不良反应发生率高。

朱松毅认为,湿疹之所以缠绵难愈,其发病不离湿邪,湿邪贯穿疾病各个阶段。发作期风湿相结于皮腠,故皮疹瘙痒易起,搔之滋水淋漓;慢性期营阴亏虚而外燥,故皮疹干燥肥厚,瘙痒无度。慢性湿疹的病机以营阴亏虚、湿邪留恋为主,营阴与湿邪胶着往复,强调二者同源异途,并存不悖,治疗当两者兼顾。患者病久耗伤阴血,血虚风燥,乃至肌肤甲错;治疗上应在清热利湿之余,尚需佐以养血润肤之药。其所用的基础方药包括:生地 15 g、牡丹皮 12 g、黄芩 9 g、生栀子 15 g、苦参 9 g、地肤子 12 g、野菊花 15 g、蝉蜕 6 g、麻黄 6 g 等,经临床验证,效果显著。

朱松毅治疗湿疹经验颇丰,疗效满意。对于湿热较盛的湿疮,朱松毅常以生地与白茅根配伍治疗,清热凉血,养阴生津。生地具有"寒而不滞,润而不腻"的特点,功专清热凉血、养阴生津;白茅根具有透发之性,善清血分之热。二药伍用,清热凉血滋阴之效著。现代药理学认为生地具有抗炎、抗过敏功效,白茅根也有抑菌的作用。二者配伍,可提高机体免疫力从而有效抗敏。

半枝莲辛平,具清热解毒、活血祛瘀、消肿止痛、抗癌等功效。朱松毅在治疗湿疹时常常加入较大剂量的半枝莲,取得一定效果。半枝莲具有抗过敏样作用,半枝莲所含的红花素有较强的抗组胺作用和免疫调节作用。

朱松毅认为干蟾皮是治疗多种顽固性皮肤病的良药。蟾蜍(癞蛤蟆)除去内脏的干燥尸体为干蟾皮。功擅清热解毒、利水消肿、活血通络、祛风消斑。它性寒、味苦,气薄味厚,以毒攻毒,以皮达皮,上通下达,内清外透,行气分可化湿滞,走血分能消瘀斑。由此用于治疗顽固性湿疹、顽固性荨麻疹、顽固性色素斑等均收效颇佳。

朱松毅临床治疗湿疹,喜用清热解毒之药,如牛蒡子、野菊花、桑叶等,既能够清热,又能排除体内郁积之毒邪,因为湿疹多为湿邪蕴结所致,水湿日久成痰,阻滞经络,脉络不通,体内糟粕之物无法排除,故而日久毒邪产生。所以在治疗湿疹时,除了运用燥湿之药,还应辅以清热解毒之药。

朱松毅指出,中医外科诊疗中,辨证施治给予合适的中药内服之外,常常需要配合恰当外用药以内外兼治。湿疹皮炎类的治疗,应同时结合清热燥湿止痒的外治法。常用药物包括冰片、青黛、金银花、连翘、白鲜皮等。冰片性苦寒,具清热解毒、防腐生肌之效;青黛性咸寒,具清热解毒、凉血消斑之功;金银花为寒品,主清热解毒、凉散风热,可治疮疖肿毒;连翘微寒,主清热解毒、散结消肿;白鲜皮性寒,主清热解毒,除湿祛风止痒,常用于治疗湿热疮毒。诸药合用外治于湿疮,效果显著。

湿疹是一种由多种内外因素引起的过敏反应性疾病,是皮肤科门诊中的常见病、多发病,常反复不愈。朱松毅依据湿疹的病因病机和中医理法方药的基本理论,辨病与辨证有机结合,在临床上取得满意效果。但朱松毅认为除了药物治疗以外,湿疹患者必须注意生活调理,如饮食清淡,忌食海鲜、牛羊肉等热性发物,忌食香菜、韭菜、芹菜、姜蒜等辛香之品;避免长期加班、熬夜过度、精神紧张及疲劳;发病期间注意勿用热水烫洗患处,减少肥皂等碱性物质的刺激。只有当治疗与调护相结合才能更有效治疗本病。

湿疹中另有婴儿湿疮一型,是发于1～2岁婴儿的过敏性皮肤病。相当于西医的婴儿湿疹。其临床特点是好发在头面,重者可延及躯干和四肢,患儿常有家族过敏史,多见于人工哺育的婴儿。又称"奶癣""苔敛疮"。本病常因禀赋不耐、脾胃运化失职,内有胎火湿热,外受风湿热邪,两者蕴阻肌肤而成;或因消化不良、食物过敏、衣服摩擦、肥皂水洗涤刺激等诱发。

朱松毅治疗婴儿湿疮时,以外用中药制剂治疗为主。由于婴儿尚无法喂食中药,临床上则以外用药物为主。婴儿皮肤娇嫩,又不适宜用激素类药物,故以外用中药制剂为主。在急性发作期,湿疹溃破不收时,以外用湿敷或含粉剂药水收干为主;在慢性缓解期,则以膏剂外用清热除湿,止痒消疹。

婴儿湿疹为临床多见病,但由于患者不能准确言语表述,故对其临床特征难以精确把握,但根据患者的皮肤表现可大致进行判断,并针对用药。在治疗中,应注意患者皮肤娇嫩,尽量避免使用刺激性药物治疗。

 病案

患者,女,75岁。

主诉:皮肤泛发红斑、丘疹3年,加重1月。

现病史:患者3年前无明显诱因出现皮肤红斑、丘疹,累及四肢对称分布,浸润肥厚,伴皮肤干燥、脱屑,瘙痒剧烈,未予重视及治疗。1个月前病情突然加重,自行服用氯雷他定片,症状控制不佳。刻下:皮损泛发,累及四肢,皮损以红斑、丘疹为主,伴苔藓样变及抓痕,局部可见少量渗液,瘙痒剧烈,夜间甚。口干、口苦,自觉心慌,纳食不佳。舌绛,苔黄干、有裂纹、根部腻,脉弦细滑数。既往史:高血压病史多年,控制一般。

西医诊断:湿疹。

中医诊断:湿疮。

辨证:阴虚湿热证。

治法:滋阴润燥,除湿止痒。

方药:

生地黄 15 g	玄参 9 g	当归 15 g	牡丹皮 12 g
白鲜皮 10 g	蛇床子 10 g	苦参 6 g	紫草 10 g
地肤子 10 g	鸡血藤 15 g	甘草 6 g	

7剂,每日1剂,水煎,早晚分服。

患者7日后复诊,自诉病情减轻,瘙痒明显减退。嘱患者继续服药巩固1个月,减少洗浴次数,注意日常皮肤护理,后随诊未见复发。

四、荨麻疹论治

荨麻疹,中医学称为瘾疹,俗称"风疹块",《圣济总录》云:"身体风瘙而痒,搔之隐隐而起,故名瘾疹。"本病以风邪为主,而《医宗金鉴·外科心法要诀·卷十三·发无定处(中)·赤白游风》歌曰:"赤白游风如粟形,浮肿焮热痒兼疼,表虚风袭怫郁久,血赤气白热化成",故《外科大成》提出治疗"宜凉血润燥"的理论。瘾疹是一种以皮肤出现红色或苍白色风团,时隐时现为特征的瘙痒性、过敏性皮肤病。其临床特点是风团突然发生,发无定处,瘙痒剧烈,迅速消退,不留任何痕迹。如发生在眼睑、口唇等组织疏松部位,水肿特别明显,则称"游风"。

风邪是瘾疹病发病的主要因素。《医宗金鉴·外科心法要诀》记载此证"由汗出受风或露卧乘凉,风邪多中表虚之人"。风为阳邪,具有向上、向外散发的性质,故风邪易侵犯人体肌表,又因"风性善行数变",发病迅速,"无风不作痒",故本病均有不同程度的瘙痒,且发无定处。治当以祛风为主。

瘾疹病,总由禀赋不耐,人体对某些物质敏感所致。可因腥辛辣食物、药物、生物制品、感染病灶、肠寄生虫而发作,或因精神刺激、外界温度变换刺激等因素诱发。《医宗金鉴·外科心法要诀》云:"此证俗名鬼饭疙瘩,由汗出受风,或露卧乘凉,风邪多中表虚之人。"疾病发作时,皮肤上突然出现风团,色白或红或正常肤色;大小不等,形态不一;局部出现,或泛发全身,或稀疏散在,或密集成片;发无定时,但以傍晚为多。风团成批出现,时隐时现,持续时间长短不一,但一般不超过 24 小时,消退后不留任何痕迹,部分患者 1 日反复发作多次。自觉剧痒、烧灼或刺痛。部分患者,搔抓后随手起条索状风团。

朱松毅认为,瘾疹的主要发病原因不外乎正气不固,营卫不和,乃至风寒、风热外邪入侵,故在治疗中,除了祛风止痒,对症风寒、风热的散寒清热治疗之外,还应注意患者自身体质的调节,使营卫调和,外邪不得入,防止疾病反复发作。

对药的使用是中医的特色,也是长期经验所得,如能根据病、证的不同巧妙使用对药,常能达到事半功倍的效果。

朱松毅指出,本病是由于风邪客于肌肤,外不得透达,内不得疏泄而致,故常以浮萍、紫草配伍使用,治疗瘾疹。其中浮萍体清气浮,偏走气分,善清气分邪毒,散风透疹;紫草专入血分,长于清血分热毒,凉血化斑。两药伍用,一气一血,透疹解毒,祛风止痒。每每用之皆有效验。临床多用以治疗风热之邪袭表而致的瘾疹,其主要特征为风团鲜红、灼热,遇热则皮损加重;风盛则痒剧;营卫不和则发热恶寒。治疗瘾疹重在"清、透",紫草与浮萍伍用恰与之对应,同清气血之热,同时又可以上宣肺气,外达皮毛,疏风止痒。为治疗风热瘾疹之良药。

朱松毅还常将紫草及牡丹皮相配伍,其中紫草长于凉血活血、解毒透疹,牡丹皮清热而入血分,有凉血之效,二药合而为用,符合"治风先治血,血行风自灭"的治疗原则。紫草及牡丹皮均为清热之药,但其所长不同,临床应灵活配伍使用,不宜拘泥古方,针对患者病情对配伍剂量应随证修改。

朱松毅更善将荆芥与防风相配伍,其中荆芥芳香而散,气味轻扬,性温而不燥,以辛为用,以散为功,偏于发散上焦风寒;炒黑入药,又入血分,可发散血分郁热。防风气味俱升,性温而润,善走上焦,以治上焦之风邪,又能走气分,偏于祛周身之风,且能胜湿。二者合用,相须为用,并走于上,宣达疏表,祛风胜湿之力增。临床效果颇佳。荆芥配防风,可明显加强祛风解表作用。但荆芥对于表虚自汗、阴虚头痛的患者忌服。而防风则对阴血亏虚、热病动风者不宜使用。故在临床治疗中应慎重使用。

朱松毅临床治疗瘾疹,又以防风及蝉蜕二药相辅而用。防风主祛风解表,具微温不燥、甘缓不峻、药力缓和的特点,对于风寒、风热之证均可发挥良好疗效;蝉蜕甘寒清热,主发散风热,透疹止痒;两药合之,具有良好的祛风之效。防风既能发汗,又能止汗,《本草正义》云:防风,通治一切风邪。故在临床风证治疗中为常用药物。

朱松毅习惯将知母与黄柏配对应用。《药品化义》云："知母与黄柏并用，非为降火，实能助水。"二药相合，相互促进，奏滋阴清热、泻火解毒之效。西医药理学研究表明，知母与黄柏均有较好的抗菌抑菌作用。此两味药物的治疗作用可能也与此相关。黄柏苦、寒，归肾、膀胱、大肠经，功能清热燥湿，泻火解毒，除骨蒸，清虚热。知母苦、甘，寒，归肺、胃、肾经，功能清热泻火，生津润燥。两者伍用清热之力倍增，同时又能滋阴解毒，临床疗效较好。

瘾疹一般由风邪袭表引起。风为阳邪，其性开泄，具有升发、向上向外的特性，由于风邪善行而数变，故瘾疹之病可发生在全身皮肤，具有发病急，变化快，病位行走不定，症状变幻无常的特性。对于瘾疹的这个特点，朱松毅常以防风和乌梅伍用进行治疗。其中防风辛温，气薄升浮，激发中气，祛周身之风；乌梅酸涩，清凉生津，敛肺和胃，抗过敏。防风以升散祛风为主，乌梅以酸涩敛肺和胃为主。两药同用，一散一收，相互为用，祛风抗过敏，能使营卫调和，疾病好转。

风热犯表型荨麻疹，具体临床主要表现为：风团鲜红，灼热剧痒，遇热加重，得冷则缓；伴有发热、恶寒、咽喉肿痛；舌质红，苔薄白或薄黄，脉浮数。治疗以疏风清热止痒为主。

朱松毅在治疗风热犯表型荨麻疹时，常常将浮萍与牛蒡子联合使用。《本草纲目》有记载："浮萍，其性轻浮，入肺经，达皮肤，所以能发扬邪汗也。"牛蒡子辛、苦，寒，入肺、胃经，宣散风热，苦寒泄热，能透发麻疹，解毒消肿，又能降气下行。二药伍用，轻清并走上焦，共奏宣散风热、透发疹毒、祛风止痒之妙用。二者参合，其功益彰。凡风热表证者，治疗应疏风清热，其中发汗透疹为主要治疗方法，浮萍与牛蒡子配伍使用，恰好可以发散风热，透发皮疹，故为风热表证之荨麻疹的首要治疗方法。

风寒型荨麻疹，病多呈慢性。全身泛发粉白色、粉红色风团，瘙痒，遇风、遇冷加剧，口不渴，脉浮紧，舌苔白。

朱松毅常用辛温透表，疏风止痒。以麻黄、杏仁、荆芥开腠理，解肌发汗；牡丹皮和营血；生姜温中散寒，且走肌肤；防风、浮萍、蝉蜕散风透疹止痒；白鲜皮、地肤子去内湿，加强散风止痒；陈皮、甘草调胃和中。

慢性荨麻疹常见于腰围束带处或手腕表带处易起风团，称为压迫性荨麻疹。本证常由于瘀阻经遂，营卫失宣，外感风寒或风热，两邪相搏而发病。朱松毅治疗本证以化瘀祛风为主，行之有效，基本方中常包含以下药物：全当归12 g，红花6 g，蝉蜕6 g，防风9 g，浮萍9 g，紫草15 g，桃仁9 g，泽兰9 g，炙甘草6 g，大枣

9 g 等。外感风热者加金银花、连翘。外感风寒者加麻黄、生姜、桂枝。

朱松毅还认为荨麻疹的发病与个人脾胃功能相关,脾胃虚弱,则化湿于内,内不疏泄,外不透达,邪气郁于腠理而发病。故常用苍术与白术配伍为用,燥湿健脾。二者皆味苦性温,主归脾胃经。苍术苦温辛烈,燥湿力胜,散多于补,偏于平胃燥湿;白术甘温性缓,健脾力强,补多于散,善于补脾益气。二药伍用,一散一补,一脾一胃,互为促进。补脾护胃,水气得以调达,则病愈。

 病案

患者,男,53 岁。

主诉:全身风团伴瘙痒反复 2 个月。

病史:患者 2 月前突然出现面颊风团伴瘙痒,自行消退,未重视及治疗。2 周后因过度劳累导致全身泛发皮疹,自行口服咪唑斯汀片治疗,病情时有反复,为求中医药治疗,遂至我院治疗。刻下:全身可见散在大小不一淡红色风团、水肿样红斑,伴轻微瘙痒,皮肤划痕实验(+),局部皮温稍增高。舌淡齿痕,苔白,脉濡细。

西医诊断:荨麻疹。

中医诊断:瘾疹。

辨证:脾虚湿蕴证。

治法:健脾燥湿。

方药:

白术 12 g	茯苓 15 g	桂枝 6 g	白芍 10 g
徐长卿 10 g	防风 9 g	麻黄 3 g	连翘 9 g
赤小豆 15 g	白英 15 g	浮萍 9 g	煅龙骨 15 g
炙甘草 6 g			

7 剂,每日 1 剂,水煎,早晚饭后半小时温服。

患者 7 日后复诊,自诉瘙痒减轻,皮疹基本已除。嘱患者上方加减继续服用 2 周,随访复诊患者无复发。

五、脓肿性穿凿性头部毛囊周围炎论治

脓肿性穿凿性头部毛囊周围炎,中医病名为"蝼蛄疖",多见于小儿头皮,常因胎毒或暑热生疖失治所致,正如清代吴谦《医宗金鉴》所言"蝼蛄疖即蟮拱头,

势大势小各有由,胎毒坚小多衣膜,暑热形大功易收"。临床特点为初为小疖,肿势虽小,但常一处未愈,又发他处,头皮下脓腔相连,溃破如蝼蛄串穴之状。俗称"蝼蛄窜穴""曲蟮拱头""疖子""热疖头",愈后留永久性瘢痕、发脱,影响美观。

朱松毅认为,小儿体属纯阳,初期实热证多。明代陈实功《外科正宗·痈疽阳症歌第三》言:"痈疽不论上中下,惟在阴阳二证推……纯阳初起必肿,更兼身热有微寒,顶如尖字高突出,肿似弯弓根有盘。"清代叶桂《临证指南医案·幼科要略》言:"襁褓小儿,体属纯阳,所患热病最多""小儿热病最多者,以其体质属阳,六气着人,气血皆化为热"。清代陈复正《幼幼集成》言"小儿生痈毒肿疖,皆气血凝而火热乘之"。头为诸阳之会,五脏六腑之精血阳气皆上注于头面。小儿体属纯阳,"阳盛"为其生理特点,患病多表现为阳热症;外感暑热之邪易从阳从热化火化毒,患病初期实热证多,火毒蕴结头面肌肤,热盛肉腐成脓,脓毒流窜,致头皮相互贯通而成蝼蛄疖。

同时小儿稚阴稚阳,病久虚邪亦存。《灵枢·逆顺肥瘦》言"婴儿者,其肉脆血少气弱";唐代孙思邈《备急千金要方》言"凡小儿始生,肌肉未成";宋代钱乙《小儿药证直诀》言"五脏六腑,成而未全,全而未壮";金代张从正《儒门事亲》言"小儿始生,肌肉绵脆,易饥易饱,易虚易实,易寒易热";明代万全《育婴家秘》言"血气不充……肠胃脆薄,精神怯弱";小儿亦为"稚阴稚阳"之体,"稚阳未充""稚阴未长",脏腑娇嫩,脾胃薄弱,气血未足,形气未充,腠理疏松,调节功能不完善,不耐邪侵;入夏之后不能适应外界炎热气候熏蒸,暑热火毒感邪日久,最易耗伤机体气血津液,特别是先天禀赋不足、后天调护失宜的小儿最易发病而病势缠绵反复。

朱松毅治疗蝼蛄疖,外治为主,配合内治,透托为主,以清其源。清代《医学源流论·治法》言"外科之法,最重外治";清代《理瀹骈文·略言》言"外治之理,即内治之理,外治之药,即内治之药,所异者法耳""外治非谓能见脏腑,皮肤隔而毛窍通,不见脏腑恰直达脏腑也""外治必如内治,先求其本……所以与内治并行,而能补内治之不及者此也"。针对小儿患者,朱松毅处方喜以中药外用为主,用药根据常用外洗药(一枝黄花、半边莲、黄精)加减解毒清热,使药力直达患处而迅速见效。同时根据症情需要,配合应用杜氏外科冰砂软膏(组成包括冰片、硼砂、芙蓉叶、生石膏、凡士林等)外敷以消肿散结。但是,对于部分患儿病情较重,仅外用中药力有不逮者,同时会配合中药内服,同时处方时特别注意每味中药剂量的严格把控,正如清代吴瑭《温病条辨·解儿难·儿科总论》言:"其用药也,稍呆则滞,稍重则伤,稍不对证则莫知其乡。"

针对蝼蛄疖门诊就诊患者多数病程已久,头部疖肿大多数内脓已成,部分已溃、但脓出不畅,或部分成脓、但尚未溃破,宜选用透托之法,中药外洗患处结合中药内服,清热泻火、解毒散结,以清其源。正如明代陈实功《外科正宗》言:"凡疮初发自然高起者,此疮原属阳证,而内腑原无深毒,一旦脓发于表,便宜托里以透其脓,方用托里消毒散、透脓散等。"朱松毅根据病情变化,方药先后选用透脓散加减(常用生黄芪30g、皂角刺15g、炮山甲3g、当归9g、川芎9g等)合仙方活命饮加减(常用金银花15g、当归9g、赤芍12g、乳香6g、没药6g、陈皮9g、皂角刺9g、炮山甲3g、防风9g、白芷6g、浙贝母12g、天花粉9g、甘草6g等),或五味消毒饮加减(常用金银花15g、野菊花15g、紫花地丁15g、蒲公英15g、天葵子9g等),或四妙汤加减(常用黄芪30g、当归9g、金银花12g、甘草6g等),或指迷茯苓丸加减(常用半夏9g、茯苓12g、枳壳9g、芒硝3g等)。结合朱松毅的经验方四草汤(白花蛇舌草15g、夏枯草15g、猫爪草15g、蛇果草15g)等加减,小儿用量酌减。同时,朱松毅针对已溃、但脓出不畅的疖肿,及时配合药线引流或火针透治、挑治手法,给病邪以出路,尽快使脓出毒泄。

朱松毅治疗本病,兼以益气健脾以扶正,寒温并用以散结。临证治疗蝼蛄疖,"热者寒之",朱松毅用苦寒之药以清热泻火解毒,如一枝黄花、野菊花、紫花地丁、白花蛇舌草、夏枯草、蒲公英、连翘等。但是,过用苦寒,易伤脾阳,脾胃为气血生化之源,感邪日久,亦会耗伤气血;明代薛铠、薛己《保婴撮要》言"脏腑传变已极,总归虚处,惟脾受之";小儿"脾常不足""易寒易热""若饮食无节,寒暑不适,则脾胃虚弱,百病生矣"。针对小儿该病理特点,"盖疮全赖脾土,调理必须端详",朱松毅在处方中用生黄芪、炙甘草、大枣以益气健脾、托毒外出,正如《保婴撮要》言:"大凡疮疡久而不愈者,皆元气不足……苟能调补脾胃,则元气自足,元气既足,则邪气自消,死肉自溃,新肉自生而疮自敛矣。"此外,甘草、大枣具有矫味作用,防小儿拒服药。

暑热火毒之邪,煎熬机体津液,炼液为痰,表现为疖肿难消难溃、脓出不畅;朱松毅用苦寒之白蔹、浙贝母配合辛、甘温之白芥子、猫爪草、半夏,寒温并用,化痰散结;同时注重用"诸药之舟楫"桔梗以载诸药上行,促进脓出毒泄肿消;其中,猫爪草取自朱松毅验方四草汤(白花蛇舌草、夏枯草、猫爪草、蛇果草),以块根入药,性味甘温,具有解毒化痰散结的作用。在蝼蛄疖整个病程的治疗中,朱松毅一再强调需兼顾益气健脾以扶正,寒温并用以散结。

病案

王某,男,2 岁。2000 年 8 月 1 日初诊。

主诉:头部枕顶、额部多发疖肿半月。

现病史:患儿半月前因家人忘记开空调、久居室内、室温偏高致头部多发疖肿,家长未予重视,延误诊治半月余。现观患儿形体瘦小,面色黄,无发热。胃纳可,夜寐安,二便调。查体:颅芯、颅顶、颅枕部多个疖肿,小者如黄豆,大者高突如蚕豆,部分疖肿自溃脓液黄稠排出不畅,部分疖肿肿硬,局部皮色嫩红,触痛明显。舌质红苔少。脉数而有力。当日查血常规示:白细胞 16.05×10^9/L↑,中性粒细胞百分比 75.3%↑,血红蛋白 115 g/L↓。

西医诊断:脓肿性穿凿性头部毛囊周围炎。

中医诊断:蝼蛄疖。

辨证:火热湿毒证。

治法:清热泻火解毒。

方药:中药外洗。

| 一枝黄花 9 g | 半边莲 18 g | 金银花 18 g | 苦参 27 g |
| 皂荚 27 g | 野菊花 9 g | | |

7 剂,每日 1 剂,水煎取汁,每日早晚分 2 次外洗患处。同时,针对已溃、但脓出不畅的疖肿,就诊当日予火针透治手法以排脓泄毒。针对未溃疖肿予冰砂软膏外敷以期消肿散结。

二诊:2000 年 8 月 3 日。针对局部多个已溃、但脓出不畅的疖肿,就诊当日再予火针透挑治手法以排脓泄毒。

三诊:2000 年 8 月 4 日。患儿左额、枕顶部头皮见一有新发疖肿,考虑患儿病程已久,兼有贫血体虚,处方配合中药内治法。中药内服 7 剂,组成有生黄芪 6 g、皂角刺 3 g、炮山甲 3 g、金银花 3 g、白芷 3 g、白芥子 3 g、白蔹 3 g、白及 3 g、夏枯草 3 g、猫爪草 3 g、白花蛇舌草 3 g、连翘 3 g、生薏苡仁 9 g、炙甘草 3 g、大枣 9 g。同时,针对局部多个已溃、但脓出不畅的疖肿,就诊当日再施与火针透治手法以排脓泄毒。

四诊:2000 年 8 月 8 日。已无新发脓包。家属述说患儿时挠头皮,故中药外洗方中去原方的野菊花,加白蔹 27 g、五倍子 27 g、薄荷 27 g。

五诊:2000 年 8 月 10 日。左额、枕部大部分疖肿已消,予中药内服方 3 剂,组成中去原方的白蔹、连翘、薏苡仁,加野菊花 3 g、浙贝母 3 g、桔梗 2 g、紫花地丁 3 g、蒲公英 3 g、天葵子 3 g。同时,针对左颞、枕部各一个已溃、但脓出不畅的疖肿,就诊当日予挑治手法以排脓泄毒。

六诊:2000 年 8 月 15 日。患儿头部未有新发疖肿,溃者已愈,但遗留局部毛发缺失。中药内服方 4 剂,组成中去原方的白及、野菊花、紫花地丁,加当归3 g、姜半夏 3 g、茯苓 9 g。以巩固治疗而善后。

朱松毅指出,针对小儿饮药量少甚哭闹拒服药者,中药外治法尤为重要,常用(一枝黄花、半边莲、黄精)加减,其中一枝黄花别名满山黄、黄花草等,以全草入药,味辛苦、性微温,具有清热解毒、消肿止痛的作用,现代药理表明其具有抗菌作用;半边莲,以全草入药,性味辛平,具有清热解毒消肿的作用;黄精,以根茎入药,性味甘平,具有补气健脾、润肺滋阴的作用,现代药理研究表明其具有抗病原微生物、提高机体免疫功能的作用。对于未溃肿疖,予冰砂软膏(梅花冰片、硼砂、芙蓉叶、生石膏、凡士林等)外敷,以期解毒消肿,其中冰砂软膏为朱松毅根据家传秘方研制的系列外用药之一,具有清热解毒、消肿止痛的作用,用以治疗痈疽之阳证,具体表现为起病急骤、肿形高突、色红灼热、根脚收束、易脓易溃、脓出稠厚等临床特点。对于病情较重,确需配合中药内服者,处方剂量力求精简,中病即止,不可过剂,正如明代万全《育婴家秘》言:“药必对证无差错,中病即止无太过,待其来复真气生,食养尽之无补佐。”

清代徐灵胎《医学源流论》言“小儿纯阳之体,最易清凉”;热病宜以寒凉药,但中药内服忌大苦大寒,防化燥伤阴,处方注重甘寒养阴,时时顾护津液,常用药如金银花、生石膏、鲜石斛等。清代石寿棠《医原·儿科论》言:“小儿春令也,木德也,花之苞,果之萼,稚阳未充,稚阴未长也。稚阳未充,则肌肤疏薄,易于感触,稚阴未长,则脏腑柔嫩,易于传变,易于伤阴。”小儿为稚阴稚阳之体,患病易虚易实,易寒易热,极易产生变证;小儿蝼蛄疖,若失治误治,易耗气伤津,产生变证如高热、神昏、水肿甚危及生命,临证需审慎,积极治疗。

该例患儿有贫血,先天禀赋不足,机体抵抗力低下,复后天调护失宜,易生疮疖。《婴儿百问》言:“要背暖肚暖,足暖,要头凉,心胸凉。”小儿冷暖不能自知,寒温不能自调,居处宜保持通风、室温凉爽;衣着应轻薄柔软宽敞,出汗后及时为其洗澡;饮食宜清淡而营养均衡,炎夏酷暑可多饮些清凉饮料如西瓜汁、菊花茶、金银花露等。

六、皮肤血管瘤论治

皮肤血管瘤归属于中医血瘤之范畴,中医之血瘤病包含西医学所称的“海绵状血管瘤"和"单纯性血管瘤"等。它是体表血络扩张,纵横丛集而形成的一种肿瘤。《外科正宗》曰:"微微紫红,软硬间杂,皮肤隐隐,缠若红丝,擦破血流,禁止不住。"明确指出了本病的特点。血瘤在身体任何部分均可发生,以四肢、面颈部多见,常于出生后或弥月前后出现,瘤的大小随年龄增长,达到某种程度后,可停止发展。

中医学认为瘤是瘀血、痰饮,浊气停留于体表组织而产生的赘生物,血瘤自血脉肿起,而血脉为心所主,故心火妄动,逼血入络,血行失常,脉络扩张,纵横丛集,积聚成形,显露于肌肤则形成血瘤。《疡医大全》曰:"此患由先天肾中伏火,精有血丝,以气相传,生子固有此疾。"提出与本病的原因与先天有关,因此,血瘤常在生后即有。朱松毅以为,血瘤的形成除上述原因外,还与气的运行失常有关。因为血属阴而主静,血不能自行,有赖于气的推动,气行则血行,气虚则气机阻滞,气滞则血行不利,郁于脉络而成血瘤。故薛己曰:"夫瘤者留也,随气凝滞,皆因脏腑受伤,气血乖违。"

血瘤的治疗,西医学均采用外治之法,或手术或冷冻或硬化剂注射等,虽各有不同疗效,但仍有许多患者因顾虑而不愿接受,朱松毅运用中医学辨证施治的原则,内外同治,临床取得较好疗效。药用:细生地、牡丹皮、炒赤芍,清热凉血;薜荔果、蜀羊泉,解毒消肿;炒当归、大川芎、桃仁、红花,活血祛瘀。偏气虚或形体娇嫩者加用炒党参、炙黄芪、生白术、炒山药,益气健脾;情志不舒者加用炙香附、川楝子,疏肝理气;日久者则加海藻、夏枯草,软坚散结,外用桃芥软膏(主要药物组成:桃仁、白芥子、细辛、乳香、没药等)敷贴以和营活血,消肿散结。按此法治疗,可免除患者手术、冷冻治疗之痛苦,且每每获效。

病案

朱某,7个月。

出生后即发现额顶部有软性肿块,数处医院皆诊为海绵状血管瘤,建议手术,因家属顾虑术后影响美观,特来要求中药治疗。检查:肿块呈半球形隆起,境界明显,直径为3.5 cm×4.5 cm,质柔软如绵,皮色紫红,无压痛。舌尖红苔薄白,脉滑数。

西医诊断:海绵状血管瘤。

中医诊断:血瘤。

辨证:胎火妄动,脉络交错,气不摄血,溢于肌肤之间而成血瘤。

治法:清热凉血,化瘀消肿,佐以补气。

方药:

细生地 9 g	牡丹皮 6 g	炒赤芍 6 g	全当归 6 g
桃仁 6 g	红花 3 g	大川芎 6 g	薜荔果 9 g
蜀羊泉 9 g	炙黄芪 6 g	生白术 6 g	

浓煎 50 mL，每日 3～4 次，徐缓服之。外敷：桃芥软膏（隔日换药）。

此方加减共服 100 剂，瘤体完全消散而愈。之后随访亦未见复发。

七、颈淋巴结结核的特色外治

淋巴结结核是一种常见的肺外结核病，其中颈淋巴结结核占淋巴结结核的 80％～90％。在中医里，颈淋巴结结核分为肿结型、硬结软化型、化脓痔管型，称为瘰疬，是由肝肺两脏器的痰毒热毒所引起的。多发于颈部的一侧，双侧也较多见，病变初期无可以明显滑动的肿块，当身体抵抗力下降时肿块就开始增大，皮肤逐渐由正常变为紫色，后期最终破溃有流水样脓液流出，严重时排出黄浊干酪样物。少数患者可伴有低热、盗汗、食欲不振、消瘦等全身的中毒症状。中医学认为，颈淋巴结结核为情志所伤而致，肝气郁结，脾虚生痰。肝郁化热，痰热互搏，结于颈项之脉络，而成瘰疬。也可以因为身体虚弱，肺肾阴亏，致使阴亏火旺，痰火凝结而形成瘰疬。

针对本病西医常用抗结核药物治疗，收效较慢，复发率较高，而相应的手术治疗，由于结核病的特点，常常导致伤口愈合慢。中医中药在治疗本病上具有自己的特殊优势，通过内服外治，特别是特色的外治疗法，在临床治疗中经常取得较为满意的效果。

白降丹是外用蚀腐药，白降丹的治疗作用：未溃时可使头破溃穿，溃后可吊核拔脓，平胬去腐。朱松毅应用白降丹治疗确诊为颈淋巴结结核、中医称"瘰疬"者 200 例（大部分经抗结核药物治疗无效后转来）平均疗程 3～6 个月。疗效比较满意。

白降丹组成：水银 60 g、白矾 90 g、皂矾 90 g、白砒 36 g、硼砂 36 g、火硝 90 g、粗盐 36 g。制法：炼制成白色晶片状药粉，以 1∶3 熟籼米粉拌匀，搓成半粒米大小药丸或牙签状药条，放在疮面或插入窦道漏管，外贴太乙膏固定，隔 2～3 日换药 1 次，直至腐去脓尽后改用"三仙丹"，用时撒于疮面，外贴冰砂软膏，每日换药 1 次。

 病案

陈某，女，10 岁。

左侧颈部发现豆大结块 1 枚，光滑活动，按之无痛，外院曾诊断为淋巴结结核,用抗结核药物治疗约3个月未效,后因结块逐渐增大,故转来门诊。来就诊时结块直径约2 cm,皮色不红,尚能推动,按之稍感压痛,征得家长同意后,做局部穿刺,送病理检验,报告为"干酪样坏死,提示结核"。

西医诊断:颈淋巴结结核。

中医诊断:瘰疬。

辨证:痰热凝结。

治法:化痰散结。

方药:内服朱松毅经验方四草汤加减。

白花蛇舌草15 g　夏枯草9 g　　　猫爪草9 g　　　蛇果草9 g

牡蛎15 g　　　蛤壳15 g　　　海浮石15 g　　　黄芪15 g

穿山甲3 g　　　当归9 g　　　皂角刺9 g　　　百部9 g

黄芩9 g

同时使用特色外治疗法,白降丹脱核贴敷治疗。

嘱患者隔3日换药1次,待脓腐溃后,改二宝丹少量创面内掺布以提脓祛腐,冰砂软膏薄贴以清热解毒、消肿止痛,随后,再改三仙丹少量创面内掺布以提脓祛腐,薄贴敷冰砂软膏,每日换药1次。治疗2个月,腐净核消,改用生肌散薄贴冰砂软膏以清热和营、生肌收口。

《医宗金鉴》云:"诸病推之移动为无根,属阳,外治宜因证用针灸、敷贴、蚀腐等法。推之不移动者为有根,且深属阴,皆不治之证也,切忌针砭及追蚀等药,如妄用之则难收敛。"这是前人治疗瘰疬的总结。它给后学者指出,颈部出现结块,须重视检查,注意诊断与鉴别诊断,尽早确诊,以采用相应的治则,若尚未确诊,如癌、瘤等可疑的结块或溃疡,切不可妄用本法,此外,在外用蚀腐药敷贴时还应注意避开血管,以防止出血。

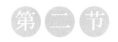

用药心得体会

一、黄药子

黄药子别名黄药根、苦药子、黄独根等,为薯蓣科多年生草质缠绕藤本黄独的干燥块茎。主要产于湖北、湖南、江苏等地。秋冬两季采挖,切片,晒干,生用。

黄药子性味苦,寒,有小毒,入肺、肝经。用法用量:6~9 g;或浸酒;研末1~2 g。外用适量,捣烂或磨汁敷患处。

朱松毅临床用药经验:黄药子既能清泻肺肝实火、化痰软坚而散结消瘿,治痰火凝结的瘿瘤,又能清热解毒、凉血消肿,治热毒诸证及血热出血。对于其功效,中医典籍《本草纲目》中写道"凉血,降火,消瘿,解毒",研究表明:黄药子能明显抑制肿瘤的生长,如胃癌、甲状腺癌、宫颈癌、肝癌及肉瘤细胞等。因此,临床用于治疗甲状腺疾病及恶性肿瘤。此外,黄药子还具有抗炎、抗菌、抗氧化,治疗皮肤、黏膜疾病等作用。《本草纲目》中记载:黄药子有消瘿、解毒之功效,主治喉痹、瘿气、疮痈肿毒。故古今医家亦用其治疗皮肤、黏膜肿毒。通过近两年临床实践,发现用黄药子捣碎后与白醋拌匀可治疗疖,且疗效良好。但黄药子本身具有小毒,其毒性主要对肝肾组织造成损害,表现为胃纳减退、乏力、上腹部饱胀、恶心及肝脾肿大和黄疸等,严重者会出现肝肾衰竭甚至死亡。在研究其药理作用时,可考虑各成分间的相互作用,以其相关活性成分应用于抗肿瘤作用及其机制的研究。还需进一步明确黄药子的毒性和药效成分的关联性,并通过炮制和配伍等手段,以增强其药效,降低其毒性。

二、猫爪草

猫爪草为毛茛科植物小毛茛的干燥块根,20世纪50年代在河南省信阳地区被学者发现,始载于《中药材手册》,1977年开始收载于《中华人民共和国药典》,现已被列为国家重点发展的3类中药材之一。猫爪草性温,味甘、辛,入肝、肺二经。用法用量,内服:煎汤,9~15 g。外用:适量,研末敷。

朱松毅临床用药经验:猫爪草具有化痰散结的功效,在治疗瘰疬方面,由于猫爪草具有确切的抗结核作用,所以针对临床常见的淋巴结结核等疾病,朱松毅多重用猫爪草。猫爪草的抗结核作用,与皂苷、有机酸类、内酯类、生物碱等活性成分相关,临床上常用于治疗淋巴结结核、肺结核。猫爪草主要通过增强细胞的杀菌功能、保护细胞、干扰细菌生理功能等达到抗菌作用。研究表明,猫爪草中所含的原白头翁素、白头翁素和小毛茛内酯等这些 γ-内酯类成分多有抗菌作用,且猫爪草对金黄色葡萄球菌、痢疾杆菌、铜绿假单胞菌、大肠杆菌均有抑制作用。猫爪草抗肿瘤的有效部位是总皂苷、有机酸类,可抑制肿瘤细胞的增殖并诱导其凋亡发挥,但具体药效成分和作用机制尚未十分明确。猫爪草的免疫调节、抗氧化、保肝作用主要与其所含的多糖有关。猫爪草多糖的免疫调节作用,主要表现在促进巨噬细胞、T淋巴细胞、B淋巴细胞的增殖。猫爪草主要含有机酸类、三萜类、黄酮类与苷类、挥发油、酯类、多糖、微量元素、氨基酸、甾醇类等化学成分；具有抗结核、抗肿瘤、抗炎、抑菌、免疫调节、抗氧化、保肝等药理作用。临床上主要用于治疗肺结核、淋巴结结核、肺癌、肝癌、淋巴癌、慢性乙型肝炎、慢性咽喉炎等疾病。

三、夏枯草

夏枯草为唇形科植物夏枯草的干燥果穗，始载于《神农本草经》，味苦、辛，性寒，归肝、胆经，《本草从新》中记载夏枯草"治瘰疬、鼠瘘、瘿瘤、癥坚、乳痈、乳岩"；《本草通玄》载："夏枯草，补养厥阴血脉，又能疏通结气。目痛、瘰疬皆系肝症，故建神功。"《本草正义》中曰"消释坚凝，疏通窒滞""凡凝痰结气，风寒痹着，皆其专职"。《本草求真》有言："是以一切热郁肝经等证，得此治无不效，以其得藉解散之功耳。"用法与用量：内服9～15 g。经验用法与用量：临床常用剂量为9～60 g。

朱松毅临床用药经验：夏枯草具有清肝明目、散结解毒的功效，常用于瘰疬瘿瘤、乳痈疖腮、痈疮肿毒等。此外，夏枯草还具有抗炎、抗肿瘤、调节免疫、降血糖、降压、抗病毒、抗氧化、降血脂、抗菌等作用。但朱松毅又指出脾胃寒弱者慎用夏枯草。临床运用夏枯草时，与党参一同服用，便可"久服无弊"，可结合具体疾病、证型选用其最佳剂量及配伍。① 治疗甲亢、甲亢性心脏病、甲亢性突眼、甲状腺结节、桥本甲状腺炎、甲状腺癌、亚急性甲状腺炎时，常配伍猫爪草、海藻、丹参、连翘等，用量为15～45 g；② 治疗乳痈、乳癖、乳腺增生时，常配伍柴胡、浙贝母、猫爪草等，用量为9～30 g；③ 治疗高血压病时，常配伍钩藤、天麻、枸杞子、茺蔚子等，用量为10～60 g。对于慢性淋巴结肿大（臁核）的患者，可以用夏枯草30～50 g与太子参（儿童）、党参或者黄芪（成人）煎汤代茶频服。

四、海浮石

海浮石，别名：水花，海石，水泡石。本品为火成岩类岩石浮石的块状物或胞孔科动物脊突苔虫、瘤苔虫等的骨骼。7～10月自海中捞出，用清水漂洗，除去盐质及汤沙，晒干。《本草纲目》引朱震亨：海石、治老痰结块，成能软坚也。《本草纲目》曰："消瘿瘤、结核、疝气，下气，消疮肿""浮石，入肺除上焦痰热，止咳嗽而软坚,清其上源,故又治诸淋"。性味归经:味咸,性寒;归肺、肾经。用法用量:煎服,9～15 g,打碎先煎;或入丸、散。外用:水飞用。

朱松毅临床用药经验:海浮石具有清肺化痰、软坚散结、利尿通淋的作用,常用于瘰疬、瘿瘤。也可和夏枯草合用,增强其消肿散结的作用。

相关配伍:① 海浮石配青黛:海浮石性偏咸,长于清肺化痰;青黛性偏寒,重在清肝泻火。两药伍用,共奏清肝泻肺、止血化痰之功。用于肝火灼肺,久咳痰中带血者。② 海浮石配瓜蒌皮:海浮石咸寒,善清肺降火化痰;瓜蒌皮甘微苦寒,长于善清肺热、润肺燥而化热痰、燥痰。两药伍用,可增强清肺热、化热痰之功。适用于痰热壅肺,咳痰黄稠者。③ 海浮石配海藻:海浮石咸寒,既能清肺降火,又能软坚散结;海藻咸寒,既能消痰软坚,又能利水消肿。两药相合,化痰软坚散结之力增强。

五、薜荔果

薜荔果,为桑科榕属植物薜荔,是攀缘或匍匐灌木,以花序托(俗称果实)入药(其不育枝为络石藤一种)。花序托成熟后采摘,纵剖成2～4片,除去花序托内细小的瘦果,晒干。薜荔果味酸,性平。其有补肾固精、通乳、活血消肿、解毒之功效。常用于痈肿初起、肾亏腰酸、阳痿遗精、乳汁缺少。用法用量:9～15 g。

朱松毅临床用药经验:本药具有较强的活血化瘀功效,又清热凉血,促进血液循环。常用于治疗风热犯肺之玫瑰痤疮,具有较好的疗效。同时由于其活血凉血的特性,常与牡丹皮配合使用,使疗效增强,每每临床使用反响较好。薜荔果还具有补肾固精及催乳的功效,可用于遗精、阳痿、乳汁不通、闭经、乳糜尿。① 祛风利湿:薜荔果中含有脱肠草素、佛手柑内酯等物质,具有抗风湿的作用,能改善风湿痹痛、腰膝酸重、关节不利等。② 补肾固精:薜荔果中含有大量的酸性物质,有滋补肾脏作用,对肾虚精室不固之遗精、阳痿等有效,也可用于改善因肾虚所致的腰膝酸软、精神不振、少气懒言、遗尿等症状。③ 催乳:薜荔果有一定催乳作用,能促进乳汁分泌,改善产后乳汁不通的情况。

六、蜀羊泉

《神农本草经》记载:"蜀羊泉味苦,性微寒;主治头秃、恶疮。"根据《唐本草》

中记载，蜀羊泉还能够促进毛发生长。入药部位：全草或果实。味苦，性寒。归肝、肺经。功效：清热解毒。用法用量，内服：煎汤，15～30 g。外用：适量，捣敷；或煎水熏洗。

朱松毅临床用药经验：蜀羊泉，味苦性寒，小毒。具有清热解毒的功效。主治咽喉肿痛、目昏目赤、乳腺炎、腮腺炎、风瘙痒。蜀羊泉归于肝经，又可以促进毛发生长，常配伍用于肝气郁结型油风病的治疗中，既可以清热去脂，又可以促生头发，临床用之效果较好。还常用于咽喉肿痛、目昏目赤、乳腺炎、腮腺炎、疥癣瘙痒。现代应用于治疗急性咽喉炎、感冒咽痛和皮肤痈疽溃疡等。

七、羊蹄根

羊蹄为蓼科酸模属植物，又名癣草、土大黄，为多年生草本，广泛分布于我国华东、华中、华南等地区，资源极为丰富。羊蹄出自《神农本草经》。味苦、酸，性寒，有小毒。归心、肝、大肠经。用法用量：口服 10～15 g。

朱松毅临床用药经验：羊蹄味苦，性寒，有杀虫、清热解毒等功效，常用于治疗皮肤病、疥癣、各种出血及各种炎症。在朱松毅的处方中，羊蹄常用于治疗手足癣、股癣等疾病，其止痒杀菌效果显著，得到患者的认可。羊蹄以其根入药，为较常用草药，《神农本草经》载其性味苦寒，功效凉血止血、杀虫疗癣，临床用于治疗鼻衄、咯血、便血、崩漏、疥疮、顽癣、淋浊、黄疸、肛门周围炎、大便秘结。治痈肿、头风白屑，捣烂外敷顽癣、疥疮，加醋磨汁涂敷。现代研究表明，本品含大黄酚、大黄素、大黄素甲醚、酸模素、裸质等。现代药理研究已经证明，羊蹄对多种致病真菌有一定的抑制作用，还有降低血压的作用等。

八、蛇床子

蛇床，为伞形科、蛇床属一年生草本植物，分布于我国华东、中南等地区，朝鲜、北美及其他欧洲国家亦有分布。生于田边、路旁、草地及河边湿地。蛇床的果实蛇床子，入药有燥湿、杀虫止痒、壮阳之效。味辛、苦，性温，归脾、肾经。

《神农本草经》中将其称为蛇粟、蛇米等，《本草纲目》也记载其："蛇虺喜卧于下食其子，故有蛇床、蛇粟诸名。"对于蛇床，许多医学文献中都记载了它的名字，《名医别录》中称："蛇床，生临淄川谷及田野。五月采实阴干。"用法用量，内服：煎汤，3～9 g；或入丸、散剂。外用：适量，煎汤熏洗；或做成坐药、栓剂；或研细末调敷。

朱松毅临床用药经验：蛇床子具有燥湿、杀虫止痒的作用，常用于治疗皮肤湿疹。可以有效减轻患者的皮肤瘙痒，改善临床症状。本药还具有温肾壮阳之功效。用之于男子阳痿；阴囊湿痒；女子宫寒不孕；寒湿带下；阴痒肿痛；风湿痹痛。用药禁忌：下焦有湿热，或肾阴不足，相火易动以及精关不固者忌服。

九、乌蔹莓

乌蔹莓是葡萄科乌蔹莓属植物，草质藤本。味苦、酸，性寒。具有清热凉血解毒、利尿的作用，主治：咽喉疼痛、乳痈、热疖疮痈、尿血、尿道涩痛；外用治疗皮肤创伤，蛇毒咬伤。用法用量，内服：煎汤 15～30 g；研末、泡酒或捣烂取汁。外用：捣烂外敷。

朱松毅临床用药经验：乌蔹莓具有清热利湿、解毒消肿之功效，临床常用于中医外科常见的痈肿、疔疮等类型的疾病，朱松毅平素临床常用于治疗毛囊炎、皮肤感染等疾病。乌蔹莓还可以利尿、止血。主治咽喉肿痛、腮腺炎、风湿痛、黄疸、痢疾、咯血、尿血。现代临床研究表明，乌蔹莓可用于治疗化脓性感染、接骨及消肿。全草含阿拉伯聚糖、黏液质、硝酸钾等；根茎中含生物碱；本品对金黄色葡萄球菌、溶血性链球菌、志贺痢疾杆菌、鲍氏痢疾杆菌等有抑制作用。

十、蜂房

蜂房为胡蜂科昆虫果马蜂、日本长脚胡蜂或异腹胡蜂的巢，又名露蜂房、蜂肠、野蜂房、马蜂窝等。体轻，质韧，略有弹性，气微，味辛淡。本品性平味甘，归胃经，具有祛风、攻毒、杀虫、止痛之功效。用于龋齿牙痛、疮疡肿毒、乳痈、瘰疬、皮肤顽癣、鹅掌风。用法用量：内服常规用量 3～5 g，多作外用，研末油调敷患处，或煎水漱或洗患处，亦可内服。

朱松毅临床用药经验：蜂房可以杀菌祛风止痛，故常内服用于乳房胀痛、颈部淋巴结肿痛等相关疾病。同时蜂房可以外用治疗鹅掌风等疾病，其杀菌止痒的效果较为显著。蜂房在心血管系统中的作用：蜂房的水、乙醇、乙醚及丙酮提取物均有促凝血作用，其中丙酮提取物作用最强。丙酮提取物可使心脏运动加强，并有血管扩张作用，可引起一时性血压下降。还具有利尿、抗炎、抑菌、抗病毒、抗溃疡、降温、抗肿瘤及麻醉镇静作用。

十一、马鞭草

马鞭草，为马鞭科植物马鞭草的全草或带根全草。性味苦、凉。功效清热解毒，活血散瘀，利水消肿，截疟。用法用量，内服：煎汤，10～30 g；或入丸、散剂。外用：适量，捣敷或煎水洗。

朱松毅临床用药经验：马鞭草具有活血散瘀的功效。朱松毅常在临床上用于治疗丹毒、淋巴水肿、痛风等局部红肿热痛的感染性疾病，不仅可以快速缓解症状，还可以辅助抗生素的治疗效果。马鞭草具有抗炎止痛作用，抗炎止痛是马鞭草入药以后的重要功效之一，它含有的苷类和鞣质以及挥发油都是天然的抗炎成分，而且它的提取物还能直接刺激人类的骨髓，能有效缓解疼痛，也可用于感冒头痛以及发热等多种不良症状的治疗，治疗功效明显。治疗效验：《日华子本草》曰："通月经，治妇人血气肚胀，月候不匀。"《本草衍义补遗》曰："治金疮，行血，活血。"《分类草药性》曰："去小便血淋肿痛。"临床也常用于治疗胆囊癌、白血病等癌瘤中属瘀血阻滞或热毒内盛者。

十二、木蝴蝶

木蝴蝶，又名玉蝴蝶、千张纸、云故纸、白故纸等，是紫葳科木蝴蝶属植物木蝴蝶的干燥成熟种子。木蝴蝶作为一味传统中药收录于《中华人民共和国药典》，首载于《滇南本草》，描述其"中实如积纸，薄似蝉翼，片片满"，我国多地均有分布，主产于云南、广西、贵州等。木蝴蝶味苦、甘，性凉，入肺、肝、胃经。其功效为清肺开音、疏肝理气。临床用于咳嗽声哑，肝胃气痛。用法用量：内服1～3 g。

朱松毅临床用药经验：朱松毅在临床上总结出，木蝴蝶可用于抑制肿瘤的生长。故作为常用的内服药物，在朱松毅的处方中，木蝴蝶常用于治疗皮脂腺囊肿、脂肪瘤等皮肤浅表的良性肿物，起到抑制其生长速度，减少对患者日常生活影响的目的。朱松毅认为木蝴蝶有润肺、利咽、疏肝、和胃的功效，不仅用于肺热咳嗽、音哑、咽喉肿痛、肝胃气痛，并且可用于疡科疾患。现代研究发现，木蝴蝶具有抗菌、抗炎、抗过敏、抗病毒、抗氧化、抑癌、降糖等多种药理作用。因其化学成分复杂，有黄酮及其苷类化合物、对羟基苯乙醇和环己醇类化合物、紫檀碱类化合物、有机酸类化合物、挥发油等物质，黄酮及其苷类化合物为主要成分。所以木蝴蝶作为中医常用药，也与其他中药配伍广泛地应用于临床，用于治疗肺热咳嗽、咽喉肿痛、糜烂性胃炎、溃疡、黄褐斑、中医之瘿瘤等其他疾病。

十三、山慈菇

山慈菇出自我国唐代《本草拾遗》,系兰科植物杜鹃兰、独蒜兰或云南独蒜兰的干燥假鳞茎,前者习称"毛慈菇",后二者习称"冰球子"。《中华人民共和国药典》2020 年版中记载山慈菇味甘、微辛,性凉,归肝、脾经。用法用量:3～9 g。外用适量。

朱松毅临床用药经验:山慈菇为其临床常用药,由于该药清热解毒、化痰散结的功效较强,常用于治疗痈肿疔毒、瘰疬痰核。特别是朱松毅针对重型痤疮,也就是常见的囊肿型痤疮,常用本药,可以消肿疔毒,有助于帮助囊肿消散,临床效果较好。现代研究表明,山慈菇富含多种活性成分,具有抗肿瘤、神经保护、降压、抗痛风及抗氧化等药理学作用。山慈菇常与雄黄、朱砂等解毒疔疮药合用,如以山慈菇为君药的紫金锭(又名玉枢丹)具有辟秽解毒、消肿止痛的功效,口服常用于治疗湿温时疫、头晕胸闷、腹痛吐泻及小儿惊厥等病症,外用可治疗痈疽疮毒、虫蛇咬伤、无名肿毒等证。现代研究发现,山慈菇临床应用颇为广泛,可治疗呼吸系统、消化系统、代谢系统等多系统的诸多疾病,疗效确切。

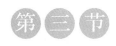

特色外用药

一、冰桃软膏

【组成】冰片、桃仁(去皮)、当归、栀子、石膏等。

【功能主治】清热解毒,活血化瘀,消肿止痛。用于皮色不红,有肿胀结块疼痛而未溃的外科病症,如关节痛、关节炎、类风湿关节炎肿痛期及扭伤、新伤等半阴半阳之症。

【用法用量】将药膏均匀涂于纱布上,厚约 1 mm 敷贴于患处,每日更换 1 次。

【主要药物】

(1)冰片:为龙脑香科龙脑香属植物龙脑香的树脂中析出的天然结晶性化

合物,具有开窍醒神、散热止痛、明目去翳的功效,临床用于治疗中风口噤、热病神昏、惊痫痰迷、气闭耳聋、喉痹、口疮、痈肿、痔疮、蛲虫病等。

冰片之名,《简明中医词典》谓最早见于《本草纲目》,而《本草纲目》谓其出自《新修本草》,称为"龙脑香"。《医林纂要》曰:"冰片主散郁火,能透骨热,治惊痫、痰迷、喉痹、舌胀、牙痛、耳聋、鼻息、目赤浮翳、痘毒内陷、杀虫、痔疮、催生,性走而不守,亦能生肌止痛。然散而易竭,是终归阴寒也。"

(2)桃仁:为蔷薇科桃属植物桃的干燥成熟种子,具有活血祛瘀、润肠通便、止咳平喘的功效,临床用于治疗经闭痛经、癥瘕痞块、肺痈肠痈、跌扑损伤、肠燥便秘、咳嗽气喘等。

(3)当归:为伞形科当归属植物当归的干燥根,具有补血活血、调经止痛、润肠通便的功效,临床用于治疗血虚萎黄、眩晕心悸、月经不调、经闭痛经、虚寒腹痛、风湿痹痛、跌扑损伤、痈疽疮疡、肠燥便秘等;酒当归具有活血通经的功效,临床用于治疗经闭痛经、风湿痹痛、跌扑损伤等。

(4)栀子:为茜草科栀子属植物栀子的干燥成熟果实,具有泻火除烦、清热利湿、凉血解毒、外用消肿止痛的功效,临床用于治疗热病心烦、湿热黄疸、淋证涩痛、血热吐衄、目赤肿痛、火毒疮疡;外治扭挫伤痛等。

(5)煅石膏:为硫酸盐类矿物硬石膏族石膏的炮制品,具有收湿、生肌、敛疮、止血的功效,临床外用治疗溃疡不敛、湿疹瘙痒、水火烫伤、外伤出血等。

冰桃软膏主治疮疡"半阴半阳"之证。"半阴半阳"证是中医外科中一个独特的证治分型,最早见于南宋陈自明编著的《外科精要》,"半阴半阳"证理论由此开始逐步成长。明初开始对于"半阴半阳"证的认识逐渐深入,首次提出治疗外科疮疡"半阴半阳"证的专用方"冲和膏",该时期对"半阴半阳"证的理论研究得以进一步发展。到明末清初,外科专著《外科正宗》的问世,"半阴半阳"证理论更趋于完善,也促进了其理论体系的形成。直至清代,"半阴半阳"证理论终于走向成熟,不仅被运用于外科疮疡辨证中,也被广泛运用于各种外科疾病的辨治中。外科半阴半阳证主要经历了四个发展阶段:起源于唐宋,发展于元明,形成于明清,成熟于清代。至此外科辨证中的"半阴半阳"证体系逐步形成。当代医者将半阴半阳证应用于辨治外科、皮肤科、骨科、内科等多种疾病,为临床治疗提供了新的辨证思路。

在当代中医外科疾病的辨证论治中,除了与中医内科相同的阳证、阴证之外,还有一个独具特色的证候,即半阴半阳证。其临床表现介于阴证与阳证之间,表现为"阴阳不和、冷热不明",是疾病从阳证转阴证或从阴证转阳证的一个过渡阶段,也是决定疾病转归的关键环节。近年来,各种文献期刊对阴证阳证研究甚多,唯独对半阴半阳证缺乏系统而详细的描述。《疡医大全》曰"凡诊视痈疽施治,必须先审阴阳",启示在临床中应辨明当前疾病属于何证,方可进行下一步施治。研究中医半阴半阳证的历史沿革,从丰富的中医古代文献中发掘半阴半阳证的辨证要点及治疗方法,无疑对现代半阴半阳证的深入研究有着重要的指导意义。

目前中国现存最早的外科学专著为南北朝时期龚庆宣所著《刘涓子鬼遗方》。全书记载有痈疽的治疗与鉴别诊断,以及内服、外治处方共 140 个,对痈疽的辨证论治可谓详之又详。该书中虽然并未有对半阴半阳证的描述,但有行气活血、扶正祛邪、祛瘀生肌等治疗原则的记载,与后世对半阴半阳证的治疗方法有相符之处。对于半阴半阳证的具体论述最早见于南宋陈自明编著的《外科精要》。该书首次将外科疾病以"阴阳"分论,在此基础上又提出 3 种证型分类与其相对应的不同治法。陈自明将红肿大痛、烦热饮冷、大便秘结、脉洪数实者归为纯阳,提倡用苦寒之剂清热拔毒;若不肿不痛、泻利不食、呕吐足冷则辨为纯阴,可用辛热之剂大补阳气;若微肿微痛、似溃不溃、时出清脓者为半阴半阳,宜用辛热之剂温补胃气。概括来说,即纯阳之证宜用苦寒之剂清其热,纯阴之剂宜用辛热之剂补其阳气,半阴半阳之证宜温补胃气。在此之后,阴阳辨证论治逐渐发展成为中医外科辨证之总纲。

明初对于半阴半阳证的描述逐渐丰富。于 1395 年面世的《仙传外科集验方》,其中详细描述了冲和仙膏治疗"发背流注之冷热不明者",并称其为"发背流注之第一药",盛赞冲和仙膏在治疗发背流注中不可比拟的作用。但同时也指出,后人在运用该方时应注意根据患者个体情况的不同进行变通。该书对于疾病的不同发展阶段及表现均有对症方药加减变化的记载。其中的"冷热不明"与现今所说"半阴半阳证"颇为相似。"半阴半阳合病"和伤寒相似,同为半是表半是里之义。综上,明末清初医家总结了对疮疡局部病变特点的描述,逐步形成了中医外科的独有证型半阴半阳证,丰富了中医外科辨证的内容。

中华人民共和国成立后,中医各项事业进入了快速发展时期,半阴半阳证在经历了漫长的历史演变过程后,经过历代医家的不断总结与创新,在临床的应用中也不断趋于成熟,为其现代研究及应用奠定了基础。目前对于半阴半阳证的运用多集中于临床实验中。半阴半阳证不仅在中医外科中运用广泛,在治疗扁平疣、乳腺炎、糖尿病足、小儿急性肠痉挛、胫骨远端骨折、乳腺增生等各科不同疾病方面都取得较好的临床效果,也为现代中医辨病辨证治疗提供了新的思路,有利于指导临床用药。

朱松毅在其丰富的临床经验中总结出了冰桃软膏来治疗中医外科中的半阴半阳症,包括用于皮色不红,有肿胀结块疼痛而未溃的外科病症,如乳腺增生、甲状腺炎、腱鞘囊肿、关节炎,类风湿关节炎等肿痛期及扭伤、新伤等半阴半阳之症。冰桃软膏组方中既有具有较强的清热解毒消肿、通经活络止痛功效之冰片,也有活血化瘀,温经通络之当归、桃仁等。这几味药相配伍,既能够增强活血祛瘀、通络止痛的功效,又能够活血补血,化瘀而不伤正。

半阴半阳证是中医外科中一个独特的分型,没有相对明显的阴阳表现,属于一种中间状态,可以看作是阴阳的交界,是阴阳转化的过渡阶段,是正气盛衰转化的枢纽。它并非一个确定的关节点,而是一种随时可能发生变化的动态证型。因该证处于疾病的一个过渡阶段,故既不可一味驱邪,也不可急于扶正,须准确把握辨证,辨清阴与阳孰轻孰重,是该重扶正还是重祛邪,此为临床对症下药的关键,也是决定疾病转归的重要因素。临证中不仅疮疡,其他中医外科病证凡不属于典型阴证或阳证,即介于两者之间表现者,都可辨证为半阴半阳证。注重邪正盛衰、病邪深浅及治疗转归,并将局部特征与全身症状相结合,方能抓住半阴半阳证的本质。

二、冰砂软膏

【组成】冰片、硼砂(炒)、雄黄(飞)、青黛、芙蓉叶等。

【功能主治】清热凉血,解毒消肿。用于淋巴结炎、腮腺炎、乳腺炎、疥疮、痈疽、丹毒等局部有红肿热痛,周围组织有广泛充血水肿的阳症。

【用法用量】根据患处面积,取适量药膏涂于纱布上,敷贴于患处且大于肿块 2 mm,每日更换 1 次;或遵医嘱。肿疡厚敷,溃疡薄贴。

【主要药物】

(1)硼砂:为硼酸盐类硼砂族矿物硼砂,具有清热消痰、解毒防腐的功效,临床用于治疗咽喉肿痛、口舌生疮、目赤翳障胬肉、阴部溃疡、骨鲠、噎膈、咳嗽痰稠等。

(2)雄黄:为硫化物类矿物雄黄族雄黄,主含二硫化二砷(As_2S_2),具有解毒杀虫、燥湿祛痰、截疟的功效,临床用于治疗痈肿疔疮、蛇虫咬伤、虫积腹痛、惊痫、疟疾等。

（3）青黛：为马蓝属植物马蓝或十字花科植物菘蓝的叶或茎叶经加工制得的干燥粉末或团块，具有清热解毒、凉血止血、清肝泻火的功效，临床用于治疗温毒发斑、血热吐衄、胸痛咳血、口疮、痄腮、喉痹、小儿惊痫等。

（4）芙蓉叶：为锦葵科芙蓉属植物木芙蓉的叶，具有清肺凉血、解毒消肿的功效，临床用于治疗肺热咳嗽、目赤肿痛、痈疽肿毒、恶疮、缠身蛇丹、脓疱疮、肾盂肾炎、水火烫伤、毒蛇咬伤、跌打损伤等。

朱松毅临床常用冰砂软膏治疗各类疮疡阳证疾病。阴阳是八纲辨证的总纲，也是一切外科疾病辨证的总纲。因此，中医外科疾病可判为阳证、阴证和半阴半阳证。而疮疡是中医外科系统中重要而常见的疾病，其中阳证肿疡是指阳证疮疡尚未溃破的肿块，中医的阳症肿疡相当于西医学中生于体表软组织的急性感染性、非感染性疾病尚未溃破之时，临床表现为红、肿、热、痛者。阳性肿疡包括中医外科所称的疔、疖、痈、疽、发、有头疽、丹毒、脂瘤染毒、肌注染毒等多种疾患，是临床常见病、多发病。西医学中，皮肤与软组织感染主要是由化脓性致病菌侵犯表皮、真皮和皮下组织引起的炎症性疾病（西医中的疖、痈、急性蜂窝组织炎、急性淋巴管炎症等）。该类疾病的临床特征为患处局部红斑、硬肿、疼痛，或伴有全身症状和体征，如发热、血流动力学不稳定等。其病情可因轻重程度的不同而表现为浅表的局限性感染或深部组织的坏死性感染，甚至造成残肢，危及生命。目前，西医治疗该病以全身应用抗生素为主，有学者对创面采用局部用药，然而创面细菌菌谱及耐药性多随着抗生素的使用而发生变化，并且耐药菌株呈上升趋势，这给创面治疗增加了难度，尤其是合并铜绿假单孢菌、甲氧西林耐药金黄色葡萄球菌感染的难愈性创面，应用抗生素治疗多收效不大。因此，该病被医学界公认为难治性疾病之一。皮肤与软组织感染在中医外科学中可归属于"疮疡"范畴，多属于"阳证"。

中医学对阳证肿疡的治疗，具有悠久的历史，内容十分丰富，特别是中药外治方法，用药独特，取效神奇。中医学认为疮疡阳证发病以火毒之邪侵入人体，引起局部气血凝滞、营卫不和、经络阻塞，产生肿痛症状。病情若进一步发展，热胜肉腐，肉腐为脓，从而导致脓肿的形成，病情严重可危及生命。"外之症实根于内"立论，遵循《经》旨"诸痛痒疮，皆属于心"，认为无论阳证、阴证，"形诸于外，必根于内"，脑疽疔疮，虽见于外，受病之源，却为脏腑蕴毒实于里；阴疽流痰，症发于外，多由气血脾肾先衰于里。中医外科名家顾伯华先生认为外感六淫及过食膏粱厚味内郁湿热火毒，或外来伤害感染毒气等，致使营卫不和，邪热壅遏不通，气血瘀滞而发。而在近代，大部分中医学者认为疮疡的发生主要是与外感六淫邪毒、感受特殊之毒、外来伤害、情志内伤以及饮食不节、房室损伤等有关。因此，可认为疮疡病总的病机主要是气郁凝滞、营气不从、经络阻塞。

冰砂软膏是朱松毅改良祖传杜氏外科秘方的临床外用制剂，其主要由冰片、硼砂等药物组成，具有较强的清热解毒消肿、通经活络止痛的功效。其主要可用于淋巴结炎、腮腺炎、乳腺炎、疥疮、痈疽、局部有红肿热痛，周围组织有广泛充血水肿的阳证。软膏属中医外治法中常用的油膏剂型，是将药物与油性基质煎熬或捣匀成膏，药物施治于体表后，通过毛孔、汗孔、腠理等微小窍道吸收并改变病理状态，从而发挥局部治疗作用，适用于阳性肿疡与溃疡，通过清热解毒、消肿定痛，使初起的肿疡得以消散，或使邪毒移深居浅，病情转重为轻，使患者免受溃脓之苦，缩短病程。既往临床治疗证明，冰砂软膏外用能明显改善由疮疡阳证造成的红、肿、热、痛等临床症状，减轻患者的痛苦，临床使用证实疗效优于金黄膏，得到患者的好评。

冰砂软膏对局部有红肿热痛，周围组织有广泛充血水肿的病灶有清热凉血、解毒消肿之功效，且具有消散红肿热痛较快，皮肤药敏反应少，药源广泛，价格低廉的优点。上海市中医医院在多年的临床使用过程中体会到，此药较市售外科敷药（金黄膏、鱼石脂等）价格低，疗效好，显效也快。同时，上海市中医医院也对该药进行了初步的实验室研究。抑菌试验表明此药低度敏感，故考虑其很好的抗感染作用可能主要与增强免疫功能有关。为此我们作了小鼠腹腔巨噬细胞吞噬率和吞噬指数、血淋巴细胞转换率的试验。研究表明，冰砂软膏能明显提高小鼠腹腔巨噬细胞的吞噬功能，与对照组比较有显著性差异；能提高小鼠血淋巴细胞转换率，与对照组比较有显著性差异。而巨噬细胞和淋巴细胞是与免疫活动最直接相关的两类细胞，淋巴细胞的任务在于特异地识别抗原并使免疫系统的复杂机构运转。巨噬细胞作用的特异性虽然较少，没有明显的克隆限制，但其是一种多功能细胞，是机体三大免疫细胞之一，它几乎参与了机体的一切免疫反应，并在其各环节均具有特殊作用。研究证实，冰砂软膏能提高淋巴细胞转换率，激活小鼠腹腔游走巨噬细胞，提高其吞噬能力。已知被激活的巨噬细胞能处理抗原，又能直接杀伤细菌和抑制细菌生长。所以冰砂软膏的这一作用有力地支持了"抗感染中草药的作用不同于抗生素，可能是调整机体、增强机体抗病能力"的观点。实验结果表明，冰砂软膏是外用治疗体表感染疾病较理想的药物。

冰砂软膏中的冰片，味辛、苦、微寒，归心、肺、脾经。《医林纂要》曰："冰片主散郁火，能透骨热，治惊痫、痰迷、喉痹、舌胀、牙痛、耳聋、鼻息、目赤浮翳、痘毒内陷、杀虫、痔疮、催生，性走而不守，亦能生肌止痛。然散而易竭，是终归阴寒也。"

冰片在古书记载中作用颇多，具有开窍醒神、清热散毒、明目退翳的功效，主治热病高热神昏，中风痰厥惊痫，暑湿蒙蔽清窍，喉痹耳聋，口疮齿肿，疮痈痔疮，目赤肿痛，翳膜遮睛。

硼砂作为一种含硼矿物，具有抑菌作用。有研究表明：硼砂为弱碱，其与硼酸一样有弱的抑菌作用。用平板法使培养基中含 10% 的硼砂，对大肠杆菌、铜绿假单胞菌、炭疽杆菌、福氏痢疾杆菌、志贺痢疾杆菌、伤寒杆菌、副伤寒杆菌、变形杆菌及葡萄球菌、白念珠菌均有抑制作用；用纸片法证明，硼砂还能抑制白喉杆菌、牛型布氏杆菌、肺炎球菌、脑膜炎球菌及溶血性链球菌等。冰片与硼砂相结合可清热解毒、消肿止痛，在西医学中，可加快坏死组织脱落和创面结痂，促进肉芽组织的修复生长。

随着中医药现代研究的发展，对木芙蓉叶的药理作用也有了较深入的研讨，研究发现其具有良好的抑菌、抗炎、镇痛等作用。

具体临床应用如下。

病案 1　脐痈

患者，男，1 岁，患儿原患脐部湿疹，家长未予重视，逐渐长大突起如铃角，皮色鲜红，并有少许脓性分泌物，伴低热，哭闹不安。经中西医治疗病情时轻时重，迁延半年未愈。用干棉签擦去分泌物后确诊其未并发脐瘘，即用生理盐水消毒患部，然后外敷冰砂软膏，并用绷带扎紧敷料，以防药物脱落，每日换药 2 次，并适当服用中医清热解毒药物（五味消毒饮加减）。连续 10 日后，患儿局部红肿减退，体温正常，哭闹缓解，1 个月后症状消失。脐痈是湿热火毒结于脐部，郁久化脓溃破，若不及时治疗可致内陷、走黄，危及生命，此部位特殊而小儿皮肤娇嫩，若局部使用升丹、降丹等药，必使脐部溃烂成瘘。冰砂软膏具有清热解毒、消肿凉血的作用，而又不损伤患儿局部皮肤。当然必须配合有效的内治法方能收痊愈之功。

病案 2　压疮

患者，女，81 岁，因脑中风偏瘫长期卧床致使骶部和肩胛发生大片压疮，局部红肿热痛明显。以棉签擦拭并消毒疮面后使用冰砂软膏外敷，每日换药 2 次；并帮助患者变换体位，局部按摩，同时口服普济消毒饮合仙方活命饮加减，1 日 2

次,连用 1 周。1 周后患部红肿逐渐减退,疼痛减轻,皮温基本恢复正常。周围少量溃破部位逐渐结痂,脱落不留瘢痕。压疮乃久病后气血虚弱,气滞血瘀,久病卧床致受压部位血液瘀滞,血脉不通,气血亏损,皮肤溃破感染湿热毒邪,肌肉筋骨失养溃腐成疮。治疗当以益气化瘀、凉血解毒、养血生肌、清热消肿为治疗原则,冰砂软膏针对疮疡阳证,特别是皮肤组织局部红肿热痛显著的患者,可收良效。

中药外治法源远流长,善用者效如桴鼓,直达病所,效专力宏;多途给药,操作简便,毒害性小。历代医家在临床应用中创造了丰富的外用中药剂型,对丰富疮疡外治法理论和保障临床合理用药有着巨大意义。

三、桃芥软膏

【组成】桃仁(去皮)、白芥子(炒)、细辛、乳香(制)、没药(制)等。

【功能主治】祛风除湿,消肿软坚,活血化瘀,舒筋止痛。用于淋巴结核(肿块期)、骨结核(消散期)、流注(多发性、转移性肌肉深部脓肿,消散期)、乳腺纤维瘤、甲状腺腺瘤、慢性阑尾包块、无名肿毒皮色不变等偏于阴症未溃期。

【用法用量】将药膏涂于纱布上,敷贴于患处,范围大小必须超过肿势或肿块,2～3 日换药 1 次,敷药厚度 2～3 mm,如 2 日后皮肤出现瘀青为正常有效(停敷后能自行消退);或遵医嘱。

【主要药物】

(1)白芥子:为十字花科白芥属植物白芥的干燥成熟种子,具有温肺豁痰利气、散结通络止痛的功效,临床用于治疗寒痰咳嗽、胸胁胀痛、痰滞经络、关节麻木、疼痛、痰湿流注、阴疽肿毒等。

(2)细辛:为马兜铃科细辛属植物的干燥根和根茎,具有祛风散寒、止痛、通窍、温肺化饮的功效,临床用于治疗风寒感冒、头痛、牙痛、鼻塞流涕、鼻衄、鼻渊、风湿痹痛、痰饮喘咳等。

(3)乳香:为橄榄科乳香属植物乳香树及同属植物的皮部渗出的油胶树脂,具有活血定痛、消肿生肌的功效,临床用于胸痹心痛、胃脘疼痛、痛经经闭、产后瘀阻、癥瘕腹痛、风湿痹痛、筋脉拘挛、跌打损伤、痈肿疮疡等。

(4)没药:为橄榄科没药属植物地丁树或哈地丁树的干燥树脂,具有散瘀定痛、消肿生肌的功效,临床用于治疗胸痹心痛、胃脘疼痛、痛经经闭、产后瘀阻、癥瘕腹痛、风湿痹痛、跌打损伤、痈肿疮疡等。

【发挥】朱松毅在平时的临床工作中,将桃芥软膏用于治疗各类阴疽之证的治疗中,常有不错的效果。中医外科古称"疡科",历来以"疮疡"为研究的主要对象,而"疮疡"之中又以"痈疽"类疾病论治最多。"痈证"初起一般属于阳证、热证、实证,容易治愈。"疽证"初起一般属于阴证、虚证、寒证,较难治疗。古代大多数医家在认识和辨治"痈疽"时只是就具体疾病加以论治,并没有把二者从总体上严格区分。宋代《圣济总录》明确指出,疮疡初起要仔细区分痈、疽、疖的差别。《卫济宝书》首先将乳癌列为疽的范畴;杨士瀛《仁斋直指方》对癌描述曰:"上高下深,岩穴之状,颗颗累垂……毒根深藏,穿孔透里。"李汛《集验背疽方》则指出发疽有内外之别:外发者(实指痈言)虽体热、肿大、多痛但易治,内发者不热、不肿、不痛,但为脏腑深部疾患,故难治。明代薛己《外科枢要》又将筋瘤、血瘤、肉瘤、气瘤、骨瘤归入痈疽研究的内容,王肯堂《疡科证治准绳》不仅对瘤进行了描述,而且提出固定的肿瘤不能用手术治疗的原则。清代祁坤《外科大成》则指出失荣、舌疳、乳岩、肾岩翻花为疡科四绝症,均当属疽证的范围。特别值得一提的是王维德,他在《外科证治全生集》中把外科病证明确分为阴阳两类,提出"痈为阳,疽为阴"和"阴虚、阳实"的观点。主张治阴疽应采用"阳和通脉,温补气血"的方法,并创制了"阳和汤"和"犀黄丸"等治疗阴疽的名方。此后许克昌《外科证治全书》则直接设有"阴疽证治例"专篇。至此,阴疽的概念已完全建立,它是指一类以虚寒证为主的外科阴性疮疡疾病的总称。晚清王维德《外科证治全生集》将痈疽划分为阴证、阳证和半阴半阳证三类,特别是对阴疽类的病证特点、主要疾病和辨治原则进行了讨论,并研制了治疗阴疽类疾病的有效方剂,开创了阴疽专治的先河。

阴疽类疾病是指一类以虚寒证为主的外科阴性疮疡疾病的总称。主要病证应包附骨疽类、脱疽类、疮疡类、流痰类、流注类、乳病类、瘤瘿类、癌岩类、瘘管窦道等。阴疽的病因主要是在阳虚或气血不足的基础上,或内伤七情,或外感六淫,或饮食不节所致。病机则是寒痰凝结,气血瘀滞,化为阴毒,内损筋骨、脏腑。其临床特征是:① 毒陷阴分,多发于肌肉、筋骨或内脏等深部组织。② 早期患部皮色不变,肿痛不明显,肿势平塌,根盘散漫。③ 肿块较硬或柔软如绵,推之不移。④ 病程较长,不易成脓或成脓较晚,且不易溃破。⑤ 溃后脓水清稀,或流毒水,或夹杂败腐之物,且久溃难敛,疮口色暗,易成窦道漏管,并伴有全身反应。对于阴证外治的治疗原则是以消为贵,兼用补托。初期宜用消法,慎用补托,以免助邪。溃后可消补兼施,以扶正祛邪。其具体治法应是阳和开腠、散解寒凝、温补气血、化痰解毒。

西医学在阴疽类相关疾病研究中,主要围绕着周围血管疾病、甲状腺及乳腺疾病、特异性和非特异性感染疾病等。以脱疽为例,脱疽的症状主要由于血管病变,肢体动脉阻塞后血流减少,造成肢体缺血所致。临床表现的轻重,是根据血管闭塞的部位、范围、速度和侧支循环建立的情况而各有不同。该病的突出表现有两个方面,即疼痛和肢体营养障碍。

朱松毅在其丰富的临床治疗经验中,总结并改良了桃芥软膏,其具有祛风除湿、消肿软坚、活血化瘀、舒筋止痛的功效。可用于淋巴结结核、骨结核、流注、脱疽早期、甲状腺腺瘤、乳腺纤维瘤、慢性阑尾包块、无名肿毒皮色不变等偏于阴症未溃疡期。朱松毅指出,外科诸症,大致可用痈、疽加以概括:痈为阳证;疽乃阴证;临证用药,应先别阴阳,再图论治;无论内治外治,总以阴阳为纲;如阴阳不辨,一味清热解毒,甚至寒热误用,失之大矣。朱松毅认为,外科疾病虽发在体表,却反映了机体阴阳气血的虚实盛衰,临证应详细观察痈疽之有形无形、色红色白、根脚深浅、酿脓难易、脓出厚薄等局部表现,结合疾病之起病缓急、病程长短、体质强弱等特点,综合分析判断,辨别阴证阳证,区分寒热虚实,然后选择合适的外用药物,方能药到病除。朱松毅的这些见解正是对清代名医吴师机"外治之法即内治之理"学术思想的深刻理解与灵活运用。如瘰疬(颈部淋巴结结核)、流痰(骨关节结核)、乳痨(乳房结核)这一类疾病,病之初起具有漫肿无形、皮色不变、肤温不高、按之微痛或不痛等局部特点,旬日甚至月余方有成脓表现,并多伴有神疲乏力、腰膝酸软、午后潮热等全身反应。其病机为脏腑虚弱、气血不足、痰湿凝滞,均属阴证范畴,临床上应使用桃芥软膏以温通气血、活血化瘀、化痰散结,以求温化痰湿或托脓透表。

病案

赵某,女,23 岁。2002 年 9 月 26 日初诊。

患者因"发现右颈部肿块 1 月"就诊。诉平素神疲乏力,夜寐梦扰,无发热等其他不适感,否认肺结核等病史。查体:右颈部可触及多枚肿块,质中、边界清、光滑、活动、无压痛,舌淡红、苔薄,脉弦细。彩超示:右颈部见多处实质性低回声结节,最大 2.0 cm×1.8 cm,最小 0.7 cm×0.6 cm,形态规则,未见包膜回声,淋巴门结构显示尚清晰,彩色多普勒血流图显示周边见少量血流信号。嘱其进一步行穿刺病理检查。1 周后复诊,病理结果提示淋巴结结核可能大。诊断为瘰疬,证属气血不足、寒痰凝滞,治拟温经通络、化痰散结。嘱其内服抗结核药物,同时外敷桃芥软膏。用药 3 周后复诊,患者自觉肿块较前缩小变软;2 个月后复诊,颈部肿块已不能触及,彩超提示最大者 0.5 cm×0.3 cm。该患者抗结核治疗 6 个月后停药,1 年后电话随访未有复发。瘰疬是一种发生于颈项部的慢性化脓性疾病,因其结核成串,累累如串珠状,故名瘰疬,相当于西医的颈部淋巴结结核。中医学认为,本病多由情志不畅,肝气郁结,气郁伤脾,痰湿内生,结于颈项;或由肝郁化火,灼伤肺肾,炼津为痰,痰火凝结而成。《外科正宗》强调,本病应"先养正气、次治标病",《杂病源流犀烛》提出本病的治则为"解表通里、攻补兼施",认为本病为虚实夹杂之证。朱松毅认为,该患者为青年女性,症见肝郁脾虚之象,颈部肿块多由痰凝血瘀所致,治拟温通散结,外用以桃芥软膏为宜。方中桃仁性甘平、味苦,入肺、肝经,有破血行瘀之效;白芥子性温、味辛,入肺、胃二经,具温肺豁痰、散结消肿之功。桃芥软膏局部外用,使药效直达病所,以求温化痰湿、散结消肿。关于内服药物,朱松毅认为,西医已经明确本病系结核杆菌感染所致,患者亦已遵医嘱服用抗结核药物,我们最好充分利用西医抗结核的优势,避免增加药物的毒副作用,同时发挥中医外治特色,中西医结合,以患者彻底痊愈为贵。

朱松毅还指出,临证用药不可拘泥。如脱疽(趾端动脉闭塞性疾病)一病,初起表现为阴证,病程进展又表现为半阴半阳之证,继染邪毒又可表现为阳证,既有同病异治者,亦有异病同治者,其理相通,不可不细察之。

四、青雄软膏

【组成】青黛、雄黄(飞)、土荆皮、地榆、紫草、天花粉、大黄、虎杖等。

【功能主治】凉血解毒,祛风除湿。用于银屑病患者头部未破损的皮损。

【用法用量】薄涂患处,每日 1～2 次。

【主要药物】

(1)土荆皮:为松科金钱松属植物金钱松的干燥根皮或近根树皮,具有杀虫、疗癣、止痒的功效,临床用于治疗疥癣瘙痒等。

(2)地榆:为蔷薇科地榆属植物地榆或长叶地榆的干燥根,后者习称"绵地榆"。具有凉血止血、解毒敛疮的功效,临床用于治疗便血、痔血、血痢、崩漏、水火烫伤、痈肿疮毒等。

(3)紫草:为紫草科假紫草属植物新疆紫草或内蒙古紫草的干燥根,具有清热凉血、活血解毒、透疹消斑的功效,临床用于治疗血热毒盛、斑疹紫黑、麻疹不透、疮疡、湿疹、水火烫伤等。

（4）天花粉：为葫芦科栝楼属植物栝楼或双边栝楼的干燥根，具有清热泻火、生津止渴、消肿排脓的功效，临床用于治疗热病烦渴、肺热燥咳、内热消渴、疮疡肿毒等。

（5）大黄：为蓼科大黄属植物掌叶大黄或药用大黄的干燥根和根茎，具有泻下攻积、清热泻火、凉血解毒、逐瘀通经、利湿退黄的功效，临床用于治疗实热积滞便秘、血热吐衄、目赤咽肿、痈肿疔疮、肠痈腹痛、瘀血经闭、产后瘀阻、跌打损伤、湿热痢疾、黄疸尿赤、淋证、水肿，外用治疗烧烫伤；酒大黄善清上焦血分热毒，用于治疗目赤咽肿、齿龈肿痛；熟大黄泻下力缓、泻火解毒，用于治疗火毒疮疡；大黄炭凉血化瘀止血，用于治疗血热有瘀出血症。

（6）虎杖：为蓼科蓼属植物虎杖的根茎及根，具有活血散瘀、祛风通络、清热利湿、解毒的功效，临床用于治疗妇女经闭、痛经、产后恶露不下、癥瘕积聚、跌扑损伤、风湿痹痛、湿热黄疸、淋浊带下、疮疡肿毒、毒蛇咬伤、水火烫伤等。

青雄软膏主要用于治疗银屑病，在临床使用，效果深受患者认可。银屑病是一种以红斑、丘疹、鳞屑为主要表现的慢性复发性炎症性皮肤病，是皮肤科的常见病及多发病。其临床特点是在红斑基础上覆以多层银白色鳞屑，刮去鳞屑有薄膜及点状出血点。西医认为本病的病因不明，感染、环境、代谢、遗传和精神等多种因素均可导致银屑病的发生，T淋巴细胞诱导角质形成细胞异常分化是银屑病发病的公认环节。由于银屑病病情顽固，病程长且反复发作，春冬季易发或加重，在自然人群中的发病率为 0.1%～3%，且有家族遗传史，因此对患者的身心健康危害极大。目前，西医学对于银屑病的治疗方式主要采取对症治疗及免疫抑制剂治疗，常用药物为甲氨蝶呤，但其禁忌证及毒副作用仍是制约临床广泛应用的主要因素。近年来，西医采用生物制剂后疗效明显提高，但因价高且使用周期长而降低了接受度，而中医药在治疗银屑病的临床过程中因取自天然草本无化学制品有着得天独厚的优势，深受患者欢迎。

银屑病在古代之称谓颇多，古代文献记载有"白疕""松皮癣""蛇虱""干癣""白壳疮"等病名。中医学认为风、湿、热等邪气客于血分和肌腠，阻滞经络，日久化热、化燥是其主要的病因病机，常采用祛除风湿热邪、活血通络、凉血润燥等方法进行治疗。对于血燥证治疗应遵循养血活血、滋阴润燥、清热解毒的原则。银屑病的中医治疗不能仅仅关注皮肤损害，更要注重整体观念，银屑病临床上的"寻常型""脓疱型""红皮病型"是皮肤表现，"关节病型"是关节表现，心、肺、肝、肾等共病损害属于脏腑表现,从中医整体观念分析,银屑病的损害是病位由"皮肤→经络→关节→脏腑"的由表及里的慢性渐进性损伤过程,之所以出现反复发作及难治性的临床特点,与银屑病内外合病的中医病机密切相关。《外科心法要诀·白疕》云:"生于皮肤,形如疹疥,色白而痒,搔起白皮,由风邪客于皮肤、血燥不能荣养所致",银屑病皮损粗糙干燥、瘙痒、脱屑与"燥邪"关系密切,银屑病迁延日久,毒热耗伤气血津液,更易受风热毒邪侵袭,反复难愈,所以治疗应采用补血法。《素问·至真要大论》云:"燥者濡之。"综上,临床治疗中,银屑病的治疗应该按照疾病的不同时期,采取养血、活血、清热、祛风、除湿、通络、解毒等治法,这为银屑病的中医诊治提供理论依据和治疗策略。

朱松毅结合自身数十年的临床经验,认为白疕之病,多由血瘀血热、血燥湿毒为主要病机特点,且青年患者大多工作压力较大,饮食不节,湿热内生。因此,其在治疗中主要予凉血解毒、祛风除湿,结合自身的临床经验,就本病研制了独特的外用药膏(青雄软膏)治疗以银屑病患者头部未破损的皮损。

首先,油膏是用药物和油类煎熬或捣匀成膏而制成的制剂,现在一般称为软膏,其具有滋润、柔软、不黏腻等特点。患者一般体验感较好,在银屑病的进展期、稳定期、恢复期均可使用。在用药选药方面,主要以青黛、雄黄、地榆、大黄、虎杖等。

《开宝本草》云:"青黛主解诸药毒,小儿诸热,惊痫发热,天行头痛寒热,煎水研服之。亦摩敷热疮、恶肿、金疮、下血、蛇犬毒等。"青黛味咸性寒,归肝经,有清热解毒、凉血消斑、泻火定惊的功效。现代药理研究表明,青黛可能通过靛玉红、异牡荆素等活性成分,通过调控细胞凋亡与增殖,抑制炎症反应,调控血管生成等多个方面以发挥治疗银屑病的作用。

此外,青雄软膏中还加入了雄黄,其味辛,性温;归肝、大肠经。具有解毒杀虫、燥湿祛痰、截疟的功效。现代药理研究表明活血解毒法治疗银屑病的活血润肤作用是通过抑制血管增殖,而清热解毒作用则通过调节 L-23/L-17 轴减少 T17 相关因子的表达、表皮层角质细胞的增生、真皮层免疫细胞浸润以改善咪喹莫特诱导的小鼠银屑病样皮损改变;表皮细胞紧密连接被认为是控制表皮通透性屏障功能的"主要控制因子",活血解毒法还可通过调节紧密连接蛋白表达,恢复受损的表皮屏障功能,从而减轻银屑病复发皮损表现。

中医药治疗银屑病的形式多种多样,除中药涂擦治法,中医方剂、中医内服联合应用针灸、走罐法、灌肠法等均收获了很好的临床疗效。在各种治疗方式中,中医外治法因其操作简便,医从性好,而广受患者好评。

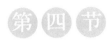

特色外治法

一、火针疗法

（一）火针简介

火针疗法是将特制的金属针烧红，迅速刺入人体部位或腧穴的一种针灸疗法，兼具"针""灸""火"之效力于一身，以针之法激发经气、直达病所，以灸之功散寒祛邪、调和气血，以火之力温经通脉、扶阳活络。火针疗法历史悠久，在数千年的发展过程中不断完善，具有操作简便、费用低廉、疗效显著、适应证广的特点。

《黄帝内经》最早提出火针为燔针、火针疗法为焠刺，书中对火针的针具、刺法以及适应证、禁忌证都有初步的描述，认为火针的治疗多局限于寒证，并适用于体质强壮者，禁忌证为热证，说明早在春秋战国时期火针已有应用，但未得到全面的推广，也没有寻找到火针治疗皮肤病的相关资料。

至汉代，火针疗法在临床上的应用已经相当广泛，甚至发生医者误用或滥用火针的现象。张仲景在《伤寒论》中多次提到误用火针的实例，对火针疗法的禁忌和误治后的处理作了一些论述。自唐至元明清时期，已经逐步形成了较完善的火针理论基础，打破了《黄帝内经》的范围，在此阶段火针治疗皮肤病主要局限于各种疮疡，其他大部分皮肤病都没有相关论述。

孙思邈在《备急千金要方》中说"外疔痈疽，针惟令极热"，这是火针治疗热证的最早记载，将火针应用于皮肤外科，治疗疮疡痈疽和瘰疬、痰核等疾患。《太平圣惠方》对痈疽用火针或不用火针的证型进行了分析，认为"夫痈疽者，头少肿处多出脓，不快者宜针烙"。《针灸聚英》中说"破痈坚积结瘤等，皆以火针猛热可用"。李时珍在他的著作《本草纲目》里较全面地论述了火针治疗痈疽的机制。《针灸大成》中说："宜破痈疽发背，溃脓在内，外面皮无头者，但按毒上软处以溃脓，其阔大者，按头尾及中以墨点记，宜下三针，决破出脓，一针肿上，不可按之，即以手指从两旁捺之，令脓随手而出。"《外科启玄·明疮疡宜火针论》中说："火针之用最宜得法，取效陡然，凡痈疽之深，火针用则不可浅，痈疽之浅，针亦不可深，要乎得中，中病而已。"《外科正宗》中说："治瘰疬、痰核……将针烧红，用手指将核握起,用针当顶刺入四五分,核大者再针数孔亦妙,核内或痰或血,随即流出,候尽以膏盖之。"《景岳全书》中说:"痈疽为患,无非血气壅滞,留结不行之所致,凡大结大滞者,最不易散,必欲散之,非藉火力不能速也。"薛己的《保婴撮要》则用病例方式说明了用火针治疗小儿气血虚甚的腋痈要"当先大补后用火针",肝肾先天禀赋不足的疽、肌肉不生,不能用火针治疗。

清代火针疗法的发展相对缓慢。中华人民共和国成立后,针灸得到普及和提高,火针疗法重新得到重视,火针治疗皮肤病也得到前所未有的发展。在当代,以贺氏火针和师氏火针最有影响,贺普仁首先发起和倡导火针疗法的临床使用,使这一古老疗法焕发出新的活力。在贺著红的组织下成立了"贺氏三通法研究会",其中之一的温通法即火针疗法,在阐发火针治疗原理、规范火针操作方法的同时,扩大了施术区域和适应证,将火针广泛运用于皮肤科疾病如牛皮癣、鸡眼、瘰疬、蛇串疮、雀斑等。师氏火针法是山西省针灸研究所所长、主任医师师怀堂研制的"新九针"法内容之一,该疗法改进了火针针具,完善操作,注重辨病施针,因病选用针具,将经络学与解剖学结合及各种刺法综合运用。

朱松毅在临床诊疗中擅长运用火针进行甲下拔脓与放淤血,立竿见影。治疗皮肤病,尤以痤疮、白癜风、慢性湿疹、神经性皮炎、带状疱疹等为主,与药物相比具有成本低、见效快、疗程短、安全性高的优势。

20 世纪曾有女排名将因穿新鞋挤压,训练后足趾红肿,外涂抗生素后足趾红肿减轻,但甲下出现淤血,因未停止训练,足趾末端红肿加重伴发热,西医建议施行拔甲术,因接近比赛日期,经同行介绍特来寻找朱松毅诊治,检见:左足第一趾内侧甲沟处红肿,甲下暗红黄白色及紫色瘀斑,压痛明显。由于比赛临近,球队教练要求不得内服药物,仅可单纯外治,同时不能耽误比赛的进行。朱松毅进行查体后,即刻使用粗火针透刺足趾甲,使其排出少量黄白色黏稠脓液与黑色淤血,肿胀疼痛立减,外敷冰砂软膏后,嘱咐其隔日换药,第二日下午,患者复诊时见足趾红肿明显消退,甲下脓肿无,足趾甲有 2 个微小洞眼,酒精消毒后继续外敷冰砂软膏,因其要出国比赛,故带回自行换药,叮嘱针眼未闭合时不得碰水,待排球名将取得冠军后特来感谢朱松毅主任并合影留念。

(二)火针疗法治疗皮肤病的作用机制

火针疗法借助"火"之力取效,集针刺激发经气和火温阳散寒的功效于一身。火针治疗皮肤病的作用机制分为局部治疗作用和整体治疗作用两个方面。

1. 局部治疗作用　在用火针治疗过程中,将火针烧红刺入人体的一定腧穴

（或部位）后，施术部位局部产生较强烈的刺激，皮肤表面呈微红色，患者可感到轻微灼热、瘙痒和疼痛。火针局部治疗作用有以下方面：由于火针疗法是人为地造成局部气血运行加速，从而改善了微循环，降低了神经系统兴奋性，使瘀结得消，寒湿得散，热毒得泻，疼痛得除。因此，朱松毅在临床上采用火针局部治疗各种疮痈、瘰疬、带状疱疹及其后遗神经痛等疾病，效果既快又好；使用火针后，通过火针的高温直接破坏皮肤病变，使皮肤损害直接消除或者结痂脱落。用于治疗各类疣、疱疹、雀斑、色素痣等病具有立竿见影的效果；通过火针灼烙，可使针孔开大，出针后针孔不会很快闭合，选择较粗的针具，更有助于开启经络之外门，给病邪以出路，如风、寒、暑、湿、燥、火等外邪以及瘀血、痰浊、水湿等停滞于局部经脉的有形之邪，都可从针孔直接排出体外，使痼疾顽症得以治疗。

2. **整体治疗作用**　火针疗法通过加热的针体，将火热直接导入人体。这种被导入的火热，通过腧穴、经脉在人体内可以激发经气，鼓舞气血运行、温壮脏腑阳气，起到防病治病的作用。《灵枢·根结》中指出："用针之要，在于知调阴与阳，调阴与阳，精气乃光，合形与气，使神内藏。"火针疗法正是通过局部刺激，依靠经络的传导感应，发挥有益机体的整体调节作用。这种作用的特点是整体性、双向性和良性的调节，无论是机体的功能活动处于亢进状态，还是低下状态，都能促进其恢复正常。也就是说火针治疗后，通过腧穴→经络的传导感应，能够全面调节人体的气血、津液、阴阳、气机。从西医学角度看，火针疗法对人体的大脑皮质、自主神经系统、呼吸系统、心血管系统、消化系统、血液系统、泌尿系统、生殖系统、内分泌系统、免疫系统等，都能够产生调整作用，并通过增强机体的细胞与体液的免疫功能，促进有利代谢与细胞修复，这种积极的治疗作用，有益于增强人体自身的抗病能力。因此，火针疗法可以治疗临床许多疑难病症。

（三）火针治疗皮肤、疮疡病的特色优势

火针通过"借火助阳"的基本原理产生许多独特作用，皮肤病的发生，总体病机是"气血壅滞、经络不通、营卫不和"，而火针正是通过借火助阳直接作用于皮肤病的发病机制。

1. **温阳通络止痛**　火针疗法通过借助火热，经过加热的针体，通过腧穴将火热直接导入人体，引阳达络，直接激发经气，鼓舞气血运行，内温脏腑而壮阳气，可使气血调和；外温经络而散寒湿，以使气血畅通，起到防治疾病的作用。因此，火针在皮肤科中常用于治疗带状疱疹后遗神经痛、冻疮等因寒邪阻滞经络的各种病症。

2. **祛风止痒**　祛风止痒是指火针疗法具有疏散外风、熄灭内风、行血止痒

的作用。中医学认为"风动则痒"。使用火针治疗后,既可通过火针开门祛邪的作用,直接疏泄腠理,使风邪从表而出;又可以通过火针温通经络、行气活血的作用,使局部气血运行正常,腠理得养而瘙痒自停。瘙痒是皮肤科最为常见、患者痛苦的症状之一,患者常感觉瘙痒比疼痛更难以忍受。中医学认为"痒为痛之渐,痛为痒之甚"。即痒和痛是同一个发病机制,既然火针能温经通络止痛,毫无疑问亦能祛风止痒。通过观察火针止痒效果显著、迅速,无论新病痼疾,均有很好的止痒作用,尤其擅长治疗顽固性皮肤病,如神经性皮炎、慢性湿疹、结节性痒疹、老年皮肤瘙痒症等瘙痒性皮肤病,多数治疗 1～3 次即可见效,较之药物更能起到事半功倍的疗效。

3. **美容祛斑** 通过火针直接作用于皮肤损害,或通过火针的高温直接引流,或消肿排脓,或使皮肤损害炭化,用于治疗各种损容性皮肤病,如结节囊肿性痤疮、扁平疣、色素痣、雀斑、粟丘疹、脂溢性角化病等。此类治疗一般选用最细的火针操作,具有损伤小、修复快、色素浅且易于消退、不留瘢痕等优点。

4. **祛腐排脓** 《外科正宗》明确提出"脓成决以刀针",说明火针在祛腐排脓中具有重要的作用。运用火针疗法,一方面可以直接穿透脓腔,开口引流,排出脓液、瘀血、囊内容物等;另一方面火针具有温通经络、行气活血的功效,能鼓舞气血运行、促进机体修复。因此火针常用于治疗疔疮、痈、疖、有头疽等疮疡类疾病。运用火针祛腐排脓具有操作时间短、创面小、痛苦小、引流通畅、修复快、不影响美观等优点,尤其适用于头面部暴露部位。

5. **清热泻火解毒** 基于"火郁发之""以热引热"的中医学理论,运用火针疗法可以借火力强开外门,引体内火热毒邪直接外泄;同时火针又能够温通经脉,助血气运行,进而调动身体阳气驱除体内的邪气,则壅结火毒随之消散。常用于治疗各种红肿热痛之阳证,如带状疱疹、丹毒、痈、痤疮等。

6. **软坚散结** 火针疗法具有软化、消散肿块和结节等功效,使用火针既可温通阳气、软坚散结、疏通气血,又能直接破坏病变组织,可用于治疗结节囊肿性痤疮、多发性皮脂腺瘤、脂肪瘤等皮肤病。

7. **生肌敛疮** 火针疗法能促进气血运行、鼓舞正气,正气充盛,可促使新肉生长、疮口愈合,治疗各种慢性溃疡以及阴疽疮口不闭合之症。

(四)火针疗法的操作方法

1. **术前准备** 选择合适的针具:对于面部及其他肌肉薄弱处疾病以及年老、儿童和体弱者,多采用细火针或毫火针;对于四肢躯干及肌肉组织丰厚的部位,一般多用中粗火针;而排脓消肿,针刺囊肿、脓包、结节等一般采用粗火针。火针治疗前检查针具,向患者讲明火针治疗的常识和作用,做好其思想工作,消除患者的恐惧心理,积极配合治疗。

根据患者的皮肤损害或者穴位选择合适的体位,充分暴露,以便顺利地完成火针治疗。常选用的体位有仰卧位、侧卧位、俯卧位、坐位等,严禁站位行火针治疗。取穴多少根据病情而定,一般取穴少而精。确定进针的部位,若点刺结节、红斑、水疱等皮肤损害,则选择好体位后适当暴露即可;若点刺穴位,可先用碘伏做好记号。

选定针刺的皮肤损害或者穴位后,常规可选用碘伏消毒2遍,且消毒范围要大于施术范围,对于面颈部及需要暴露的部位,可在碘伏消毒干后再用75%酒精消毒,避免色素沉着。

2. **针刺过程** 施术者一手持酒精灯(酒精装1/3即可),尽可能地接近施术部位,一手拇指、食指、中指持针柄,置针于火焰的中焰,先加热针体,再加热针尖,将针烧红至发白,烧针后迅速刺入皮肤损害或穴位内,然后快速起针。此时温度可达600～800℃,穿透力强,刺入皮肤时阻力小,既缩短了进针的时间,出针时也顺利,不黏针,不滞针,轻快滑利,痛感轻,可减少患者灼刺的痛苦;同时刺激量也较大,疗效越好。

火针离开皮肤后迅速用消毒干棉球揉按针孔,以使针孔闭合,既可减轻疼痛,又可防止出血或感染。如针孔处出血,一般勿止,待其自止。火针施术部位用碘伏常规消毒。

3. **术后调护**

(1)痂壳未脱落前局部避免沾水。

(2)保持局部清洁干燥,避免搔抓,嘱患者勤换内衣,尤其夏季出汗多,可常用清洁干毛巾轻轻擦拭针刺部位周围的皮肤,避免汗水对针孔的侵蚀。

(3)一般治疗后第二日开始结痂,任其自然脱落,避免留下瘢痕及色素。

(4)部分患者治疗后可出现暂时性瘙痒及疼痛加重,或轻微发热。须提前告知患者。

(5)治疗期间忌食生冷,禁食辛辣。

(6)保证睡眠,皮肤损害位于面部者应避免日晒。

(五)火针疗法治疗禁忌证

(1)在某些皮肤病急性发作阶段不宜使用火针。例如,银屑病、扁平疣等,急性发作期间若使用火针治疗,可能出现同形反应加重病情。

（2）面部使用火针需慎重。《针灸大成·火针》记载:"人身诸处,皆可行火针,惟面上忌之。"《针灸聚英》亦云:"人身之处皆可行针,面上忌之。"因火针后局部有可能遗留小瘢痕,因此,古人认为面部应禁用。对于囊肿结节性痤疮、扁平疣、脂溢性角化和色素痣等疾病可酌情使用。

（3）年老、体弱、小儿及孕妇应慎用火针。精神过于紧张、饥饿、劳累以及大醉之人禁用火针,以防出现晕针等症状,给患者造成不必要的痛苦,可待不适症状缓解后再进行治疗。

（4）易发生意外的部位如大血管、内脏以及主要器官处应慎用火针。对于胫骨前缘如小腿湿疹应注意针刺的深度和密度。

（5）血友病、出血性疾病患者禁用火针,瘢痕体质患者忌用于面颈部等有碍美观的部位。糖尿病患者慎用火针治疗,因其针孔不易愈合,容易造成感染。如果血糖水平基本控制在正常情况下可谨慎使用火针。

（6）夏季天气炎热,易于出汗,应慎用火针。《针灸聚英·火针》中说:"凡季夏,大经血盛皆下流两脚,切忌妄行火针于两脚内及足,则溃脓肿疼难退。"

（7）某些发热疾病,危重症患者,心、肝、肾严重器质性损害者禁用火针。

（六）火针治疗皮肤病验案

病案1　蛇串疮（带状疱疹）

叶某,男,71岁。

患者15日前右胸胁、腰骶疼痛,2日后痛处出现簇集性水疱,疼痛难忍,烦躁不安。曾服多种中西药物,疱疹有所收敛,但疼痛无缓解,难以入眠。舌红、苔薄黄腻,脉弦数。证属肝胆湿热。取皮损区痛处、期门穴用中粗火针点刺出血。治疗1次后痛大减,2次后水疱开始干瘪结痂,针灸3次后疼痛基本消失,停止治疗。半年后随访,停针后一直无后遗神经痛现象。

【按语】带状疱疹,中医学命名为"缠腰火丹""蛇串疮"等,多因风火之邪客于少阳、厥阴经脉,郁于皮肤,或因脾虚感染湿毒,留滞太阴、阳明经脉,可导致肌肤营卫壅滞,发为疱疹。治疗时,风火证拟清泄风火,湿蕴证拟健脾利湿。本病在病程中疼痛较剧,患者昼夜不安,属本虚标实之证,宜采取急则治标为主,治本为辅,标本兼治的方针。

中医学认为"有诸内必形诸外""经脉所过,主治所及",故循经远道取穴,使气血调和,经脉通利,通则不痛。这是治病之本。带状疱疹是常见的皮肤病,十二皮部是经络系统的最外层,是十二经脉经气散布于体表的部位,本证病损位于皮表,归属经络系统的十二皮部,《素问·皮部论》曰:"皮者有分部,不与,而生大病也。"所以,为阻止邪气内传发散,应早期治疗,散邪外泄。火针具有温经通络、引热外泄、使局部新陈代谢旺盛的作用。火针点刺阿是穴和皮损局部,直达病所,可散邪外出、通络止痛。治疗期间应注意休息,吃易消化的食物和保证充足的水分。禁忌油腻的食物、海鲜及蛋类,家禽类也尽量不吃。皮肤局部保持洁净,防止感染。保护患处,避免碰撞摩擦。

病案2　牛皮癣(局限性慢性苔藓性皮炎)

齐某,女,71岁。

患者左上腰部有一片皮疹,面积约8 cm×10 cm,病程已有6年。皮肤增厚色暗红,触之硬,苔藓样变并伴少量抓痕、血痂、脱屑,时感痒甚,心烦少眠。舌暗苔白,脉弦细。曾口服和外用多种中西药物,均无效果。辨证为风湿瘀阻型。取穴:阿是穴、委中、阴陵泉。每周治疗2次,治疗3周后皮损变薄、瘙痒大减。改为每周治疗1次,再10余次后皮损渐渐消退。随访2年,未见复发。

【按语】中医认为,本病虽形于外而实发于内,多是由于内在的湿热与外邪相搏结充于腠理肌肤而发病。巢元方在《诸病源候论》中言:"诸久疮者……为风湿所乘,湿热相搏,故头面身体皆生疮。"明确指出风、湿、热三邪为其主要致病因素。《医宗金鉴·外科心法要诀》曰:"血风疮证生遍身,粟形搔痒脂水淫,肝肺脾经风湿热,久郁燥痒抓血津。"说明由于肝脾二经内蕴湿热,外受风邪,袭于皮肤,郁于肺经,致遍身生疮。故本病的治疗原则以清热祛风除湿、养血活血为主。皮损局部是风湿热蕴聚之所,火针点刺之,可散风泄热除湿,有直接祛除标实的作用,同时有温通经络、促进气血运行,从而修复皮损的作用。在治疗过程中,要保持局部清洁,不可随意搔抓,不可强行剥离皮屑,以免加重皮损和造成局部感染。居所要干爽、通风。消除精神紧张,避免过于疲劳。

病案3　臁疮

张某,女,46岁。

右小腿溃疡3年余。自诉5年前发现右小腿有轻度静脉曲张,偶感局部酸胀沉重,未给予治疗。3年前因右小腿不慎碰伤,伤口结痂后因痒甚用手抓破,开始糜烂、疼痛,行走不便,用西瓜霜及云南白药等外敷患处,无明显好转,溃疡面越来越大。舌边有瘀点,脉弦涩。选取三棱针,以火针点刺溃疡面,配用足三里、三阴交,平补平泻。约 15 分钟后创面薄敷青黛膏,隔日治疗 1 次,共治 15 次而愈。

【按语】臁疮又称为"老烂腿""裤口毒""裙边疮",本病的发生,多由于经久站立或担负重物,致下肢脉络瘀滞不畅,加之湿热之邪下注,气滞血瘀,久蕴化热,蚀皮腐肉而成溃疡。此外,搔抓、碰伤、虫咬、烫伤、湿疮、丹毒、糖尿病等均可诱发臁疮。初发时湿热邪盛,湿盛则肉烂,热盛则肉腐,湿热蕴蒸则痒痛腐烂俱见;湿为阴邪,缠绵胶着,日久气血被耗,气血两虚。故以清热利湿、调理气血为基本治疗原则。火针速刺后,可泻恶血郁热,畅通局部血脉。火针又属温通之法,后期可温通经脉、补益气血,筋肉得养,疮口易愈。而薄敷青黛膏可以起到清热解毒、消肿收敛的作用,有利于患者的恢复。嘱咐患者此病治疗期间应注意适当休息。宜抬高患肢以利静脉回流,使水肿减轻,以利创面愈合。

二、梅花针疗法

(一) 简介

梅花针是在古代九针中的镵针基础上,经历代医家不断研究、改进而发展起来的一种针法,由针头部和针柄部组成。针头由 5～7 枚 6 号或 7 号不锈钢针捆扎固定成梅花的形状制成,故梅花针又名"七星针"。操作时,需要术者手握住针柄,在人体皮肤(应刺部位)上有节律地叩击,做到只叩击皮肤,而不伤肌肉,从而达到疏通经络、调节脏腑、祛邪扶正、防治疾病的一种外治疗法。

梅花针属于皮肤针的一种,属民间疗法,是我国历代劳动人民在长期与疾病的斗争中发现、发展并逐步完善的。梅花针疗法历史悠久,早在 2 000 多年前成书的经典著作中便有记载。《灵枢·官针》有云:"凡刺有九,以应九变……七曰毛刺,毛刺者,刺浮痹皮肤也。"书中所谓"毛刺",便是指浅刺皮肤。又言:"凡刺有十二节,以应十二经……五曰扬刺,扬刺者,正内一,傍内四,而浮之,以治寒气之博大者也。"这里所说"扬刺",也是指浅刺皮肤。《素问·刺要论》中指出:"病有浮沉,刺有浅深,各至其理,无过其道。"说明根据病情和部位的不同,在针刺治疗上就要有深刺及浅刺,为皮肤浅刺治疗奠定了理论依据。"浮刺者,旁入而浮之,以治肌急而寒者也",皮肤表浅的针刺,在于无伤筋肉而治疗皮肤麻木、疼痛。《黄帝内经》等记载不仅总结了梅花针的治疗经验,也为后世梅花针疗法的发展与完善奠定了坚实基础。令人遗憾的事,在现在的古医学文献中,梅花针的治疗方法记载甚少,古代梅花针疗法一度濒临失传。幸运的是,中华人民共和国成立之后,梅花针疗法因医学界同仁的重视得以重获新生,重新作为中医治疗手法出现在中医临床中。

朱松毅在临床诊疗中擅长运用梅花针治疗皮肤病,尤以脱发、带状疱疹后遗症、皮炎、白癜风、白发早生、黧黑斑为主,与药物相比具有成本低、见效快、疗程短、安全性高的优势。

(二) 梅花针疗法治疗皮肤病的作用机理

《针灸大成》中记载:"百病所起,皆起于荣卫,然后淫于皮肉筋脉,是以刺法中但举荣卫。"梅花针浅刺皮肤位属卫气所主,轻叩可补气养血,重叩泻邪活血,宣通卫气,调节经络气血运行。因此梅花针叩刺可止痒,可活血,可止痛。

1. **局部治疗作用** 在使用梅花针治疗过程中,将梅花针于皮肤浅表处叩刺,使施术部位局部出血,皮肤表面呈微红色,患者可感到轻微疼痛。采用梅花针叩刺皮部,可使局部血管扩张,加快局部血氧代谢,疏通局部经络,调和气血,达到激发调节脏腑经络功能的功效,使病变局部气血充盛,疏风止痒。

2. **整体治疗作用** 中医学认为人体是一整体,五脏六腑、四肢五官、肌肉血脉,虽各有其不同的生理活动,但仍必须相互关联才能使机体达到平衡统一。梅花针叩刺的部位一般为阿是穴,或为与十二经脉、十五别络及皮部络脉有络属关系之腧穴,可通过局部刺激,激发经络功能,达到调节整体脏腑的效果。

(三) 梅花针治疗皮肤病的特色优势

1. **清热祛风** 梅花针局部叩刺,具有解表清热、祛风利湿之效。通过梅花针局部叩刺出血,使局部瘀血随表皮出血消散,使风热得清,风邪得散,风湿得祛,达到清热祛风、活血化瘀之功效。西医学认为,梅花针局部叩刺是对局部进行机械刺激,反射性引起局部血管扩张,加快血流速度,可促进炎症因子的吸收,有消炎、消肿之功效。因此,皮肤针在皮肤科中广泛用于治疗脱发、脂溢性皮炎、白癜风、白发早生等皮肤病。

2. **化瘀止痛** 中医学认为疼痛和气血运行有极大关系,若气虚则无以推动气血,气血不通,不通则痛。梅花针疗法通过在皮肤浅表气血瘀滞之处上下叩刺,使表皮微微出血,从而打开皮肤腠理,使邪有出路,同时联系全身脏腑,达到驱邪外出,通调全身气血之功效。通过观察梅花针化瘀止痛效果显著、迅速,尤其擅长治疗带状疱疹后遗症等病,结合中药治疗效果更佳。

3. **美容祛斑** 梅花针美容不直接作用于面部,而在任脉、脾经、肝经取穴叩刺。面部斑块病在任脉,任脉为"阴脉之海",若脏腑气血失和,会造成任脉阻滞不通,从而产生面部黧黑斑等。因此面部色斑可从脾经、任脉论治,通过梅花针叩刺任脉腧穴,联通任督二脉,促进气机循环畅达,使气血畅达,祛病灶气血之瘀,推陈致新,使皮肤颜色恢复正常。

(四) 梅花针疗法的操作方法

1. **术前准备** 因梅花针疗法治疗过程中会产生破皮、出血、疼痛等,为了取得患者的积极配合,在治疗前,有必要向患者进行必要的解释,让患者对治疗过程充分知晓,做足心理准备,以免患者产生恐惧或抵触心理,或不能连续治疗而影响治疗效果。

根据患者的皮肤损害或者穴位选择合适的体位,如在头部取坐位,后背、腰部取弯腰屈膝位,下肢取俯卧位,充分暴露施术部位,以便顺利地完成梅花针治疗。术前消毒常规可选用碘伏或者酒精消毒 2～3 遍,消毒范围要大于施术范围。

2. **治疗过程**

(1) 持针手法:右手握针柄,用无名指和小指将针柄末端固定于手掌小鱼际处,针柄尾端露出手掌 1～1.5 cm,再以中指和拇指挟持针柄,食指按于针柄中段。叩刺时充分、灵活运用手腕的弹力,避免用肩发力。需要注意的是:梅花针握针不能过紧或过松,过紧了会使腕关节肌肉紧张,影响灵活运动;过松了会使针身左右摆动,会引起不必要的出血。

(2) 叩刺手法:梅花针叩刺时要灵巧地运用手腕部弹力,使针尖叩击到皮肤后,由于反作用力迅速弹起,仅在表皮上一击而起,急刺速离,要弹跳着连续、有节律地叩刺,刺时落针要稳、准。叩刺速度要均匀,不宜快慢不一。如持针不牢,提针慢或针尖带钩,都容易产生拖刺,容易划破皮肤。

(3) 针尖起落要呈垂直方向,即将针垂直地刺下,垂直地提起,如此反复操作。防止针尖斜着刺入和向后拖拉着起针,这样会增加患者的疼痛。

(4) 叩刺频率和强度:叩刺频率不宜过快或过慢,一般每分钟叩打 70～90 次。

(5) 叩刺的强度分三种。轻:腕力轻,冲力也小;叩打到局部皮肤略有潮红的程度。重:腕力重,冲力大;叩打到局部皮肤明显发红,并可有轻微出血的程度。中：介于轻、重之间；叩打到局部有潮红，但不出血的程度。临床上应根据病情、体质、部位选择不同手法。凡是小孩、老人、体弱和初诊患者，都应是轻度刺激；壮年、急热性病等，一般用重刺激。

3. **叩刺部位**

（1）循经扣刺：是指循着经脉进行叩刺的一种方法，常用于项背腰骶部的督脉和足太阳膀胱经。督脉为阳脉之海，能调节一身之阳气；五脏六腑之背俞穴，皆分布于膀胱经，故其治疗范围广泛；其次是四肢肘膝以下经络，因其分布着各经原穴、络穴、郄穴等，可治疗各相应脏腑经络的疾病。

（2）穴位扣刺：是指在穴位上进行叩刺的一种方法，主要是根据穴位的主治作用，选择适当的穴位予以叩刺治疗，临床常用的是各种特定穴、华佗夹脊穴、阿是穴等。

（3）局部扣刺：是指在患部进行叩刺的一种方法，如扭伤后局部的瘀肿疼痛及顽癣等，可在局部进行围刺或散刺。朱松毅临床使用梅花针治疗皮肤病多为局部叩刺。

4. **治疗疗程** 梅花针治疗一般每日叩刺 1 次，连续治疗 7～10 日为 1 个疗程，如慢性顽固性疾病，可持续多治疗几个疗程，疗程之间可间隔 3～5 日。

5. **术后调护**

（1）少量出血部位当日避免沾水，如有大量出血部位，结痂前不宜沾水。

（2）保持局部清洁干燥，避免搔抓。

（3）治疗期间忌食生冷，禁食辛辣。

（五）梅花针疗法治疗禁忌证

（1）有易出血性疾病如血友病、血小板减少性紫癜、过敏性紫癜等，应列为本疗法的禁忌证。但并不是绝对禁用本疗法，在某些情况下，有的疾病仍可用本疗法配合治疗。

（2）严重病变：严重器质性疾病、高度贫血及严重心脏病、癌症晚期者不宜使用。

（3）急性病和急性期：对急性传染性疾病或炎症急性期不宜单独采用。

（4）精神过于紧张、饥饿、劳累以及大醉之人禁用梅花针，以防出现晕针等症状。

（5）妊娠期：妇女怀孕期应慎用，有习惯性流产史的孕妇尤应慎用。

（6）色素沉着处不宜用针，瘢痕体质患者忌用于面颈部等有碍美观的部位。

（7）糖尿病患者慎用梅花针进行大面积治疗。

（8）皮肤烫伤及溃疡处禁用。

（六）梅花针治疗皮肤病验案

病案　摄领疮

蔡某，女，36岁。

患者因"颈部反复瘙痒1年余，加重1周"就诊。患者1年前颈后出现瘙痒团块状皮疹，凸于皮肤表面，瘙痒难耐，近1周因工作繁忙、家中琐事繁多而心情烦躁易怒，胸闷，自觉瘙痒加重，夜不能寐，故来就诊。舌质红、苔黄腻，脉弦数。四诊合参，诊断为摄领疮，辨证为湿热蕴毒证，治宜清热解毒，祛湿止痒。

运用梅花针疗法叩刺颈后病变部位，采用重度叩刺强度，叩刺至皮肤明显潮红、渗血，然后将玻璃火罐内空气燃尽后吸附于病损部位，待罐内血液凝结成块后起罐。1个月后，病损部增厚皮肤变薄，红疹渐渐褪去，其他症状也明显改善。

【按语】摄领疮属于西医学的局限性神经性皮炎，是一种常见的以剧烈瘙痒为主要表现的皮肤病，高发于30～50岁的成年人，女性多于男性。其发病与加重与精神状态、情志因素密切相关。由于瘙痒，患者会不断搔抓，日久会出现皮肤增厚，因此此病也称为"慢性单纯性苔藓样变"。然而搔抓只会造成越抓越痒，形成"瘙痒-搔抓-瘙痒"的恶性循环，瘙痒夜间尤为明显，继而病情进一步加重。

朱松毅认为：此病发病之处多为衣领或化纤物等机械刺激，或因湿热之邪阻滞肌肤所致，此病病程迁延难愈，后期易耗气伤津，致气血不足，血虚而生风化燥。梅花针叩刺患处，能对浅表皮肤产生刺激和渗透作用，从而温经活络，调畅气机，达到治疗疾病作用；配合刺络放血拔罐疗法拔除邪气，化瘀散结，使效更显。

第四章

医案医话篇

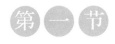

医案篇

一、酒渣鼻

病案 1

茅某,女,59 岁,2008 年 12 月 27 日初诊。

主诉:鼻部红斑 4 年,加重伴丘疹 1 年。

现病史:患者 4 年前无明显诱因下出现鼻部皮肤瘙痒,自行使用酒精、碘伏等涂擦后,鼻尖部皮肤泛红,皮疹逐渐加重,至美容院放血治疗后无效。3 年前至某医院就诊,诊断为酒渣鼻,予激光治疗(具体不详),口服百癣夏塔热片后未见明显好转。近 1 年患者鼻部红斑加重伴有丘疹脓疱,洗脸时鼻部脓疱出血。口干,胃纳可,夜寐欠安,小便黄,大便干结。

既往史:无。

过敏史:无。

查体:鼻部皮肤潮红,散在米粒大红色丘疹、脓疱、结节,鼻尖部可见毛细血管扩张、毛孔粗大,凹陷性瘢痕。舌暗红,舌边有齿痕,苔黄厚腻,脉弦。

西医诊断:酒渣鼻。

中医诊断:酒渣鼻。

辨证:肺胃热盛证。

治法:清泄肺胃积热。

方药:枇杷清肺饮合龙胆泻肝汤加减。

内服:

枇杷叶 9 g	黄芩 9 g	桑叶 9 g	桑白皮 9 g
黄连 6 g	黄柏 9 g	泽泻 18 g	金银花 9 g
连翘 9 g	赤芍 9 g	白茯苓 9 g	白芍 12 g
皂角刺 9 g	苍术 9 g	白术 9 g	百部 9 g
生侧柏叶 27 g	芡实 18 g	生薏苡仁 18 g	决明子 18 g
茶树根 30 g	蛇舌草 30 g	龙胆草 6 g	桔梗 3 g

生石膏 15 g　　　淡竹叶 9 g

上方 7 剂,每日 1 剂,水煎服,早晚饭后温服。

三黄止痒搽剂 1 瓶,每晚洁面后外涂。

嘱患者忌食辛辣酒类等刺激性食物和肥甘厚腻之品。平时洗脸水温要适宜,避免过冷、过热及不洁物品等刺激。

二诊(2009 年 1 月 2 日):无新发皮疹,鼻尖部潮红较前好转,原有丘疹脓疱变小,结节色暗。舌红,苔白腻,脉弦。方药:原方去赤芍,加莪术 9 g、白蔹 9 g、丹参 30 g。继续服用 2 周,症状明显缓解。

【按语】 酒渣鼻是一种发生在颜面中部,以红斑和毛细血管扩张及丘疹、脓疱为主要表现的慢性皮肤病。因鼻色紫红如酒渣故名。酒渣鼻早期主要由湿热火毒上熏于面所致,病久气血瘀阻,缠绵难愈。本案患者发于鼻部,以肺胃热盛为主,口干、溲黄、大便干结,均为肺胃积热上蒸,煎熬津液所致;患者病程日久,气血瘀阻,故可见暗红舌。首诊治拟清泻肺胃积热,以枇杷清肺饮为主方。肺气降,一身之气皆降,肺与大肠相表里,肺气降,腑气通,积热得泄,方中枇杷叶、桑叶、桑白皮、黄芩清泻肺热,黄芩、黄连、黄柏,三黄合用,增强清热之功,皂角刺托毒排脓,赤芍活血化瘀,白芍益脾泄肝,白花蛇舌草、金银花清热解毒,白茯苓、白术、苍术健脾化湿,泽泻利湿热,百部、生侧柏叶清泻肺热,芡实、生薏苡仁健脾化湿,决明子、茶树根通利大便。患者二诊时鼻尖部潮红较前好转,原有丘疹脓疱变小,结节色暗,故去赤芍、知母,加莪术、白蔹、丹参活血化瘀。

病案 2

徐某,女,42 岁,2011 年 9 月 19 日初诊。

主诉:颜面部反复潮红伴皮疹 7 年余。

现病史:患者 7 年前无明显诱因下左眼下出现红斑、丘疹、脓疱,未予重视,皮损逐渐增多,蔓延至全脸。患者多次至某医院就诊,诊断为玫瑰痤疮,曾口服抗生素,外涂吡美莫司乳膏等,停药极易复发。刻下:患者自觉面部灼热刺痒疼痛,遇热尤甚,口干,胃纳一般,夜寐差,二便调。

既往史:无。

过敏史:无。

查体:颜面部见持续性肿胀红斑,上有圆形、暗红色针头到绿豆大小水肿性毛囊丘疹和脓疱,呈对称性,并有大量纵横交错毛细血管扩张,面部油脂分泌较多。舌红,苔薄黄,脉细。

西医诊断：玫瑰痤疮。

中医诊断：酒渣鼻。

辨证：肺胃热盛证。

治法：清热祛湿，解毒散结。

方药：枇杷清肺饮加减。

内服：

枇杷叶 9 g	黄芩 9 g	黄连 6 g	栀子炭 9 g
白芷 9 g	白花蛇舌草 30 g	白芥子 9 g	生山楂 27 g
白鲜皮 9 g	地骨皮 9 g	生侧柏叶 18 g	荆芥 9 g
防风 9 g	钩藤 9 g	银柴胡 9 g	乌梅 9 g
白蒺藜 9 g			

上方 7 剂，每日 1 剂，水煎服，早晚饭后温服。

医嘱：忌食辛辣刺激食物和肥甘厚腻之品，注意生活规律，调摄情志，勿过度焦虑、烦躁。

冷喷＋耳背梅花针放血。

三黄止痒洗剂夜晚外涂，龙珠软膏早上及中午外涂。

二诊（2011 年 9 月 26 日）：颜面部灼热瘙痒减轻，潮红明显改善，毛囊丘疹和脓疱仍有，舌淡红，苔薄黄，脉细。原方去白鲜皮、地骨皮、荆芥、防风、银柴胡、钩藤、白蒺藜、乌梅，加皂角刺 9 g，柴胡 9 g。

嘱患者继续服用中药 14 剂，以巩固疗效，后随访病情已痊愈。

【按语】近年来，西医称之为的玫瑰痤疮包含了传统中医的"酒渣鼻"，是发生于面部中央的红斑和毛细血管扩张的慢性充血性炎症性皮肤病，亦是一种主要累及皮肤血管和毛囊皮脂腺的常见病。患者颜面部见持续性肿胀红斑，上有圆形、暗红色针头到绿豆大小水肿性毛囊丘疹和脓疱，患者自觉灼热瘙痒，遇热尤甚，口干，舌红，苔薄黄，脉细。四诊合参，本案患者为酒渣鼻之肺胃热盛证。中医学认为肺主皮毛，且足阳明胃经过面前部，肺胃积热易循阳明经上熏颜面，肺经血热内蒸，胃肠积热，久蕴不解，化湿生痰，湿热互结，上蒸颜面而发为玫瑰痤疮。故以枇杷清肺饮为主，治以清热祛湿、解毒散结为主，辅以祛风止痒。方中枇杷叶、黄芩、黄连清泻肺热，栀子炭清三焦之热，银柴胡清虚热，白花蛇舌草清热解毒，白芷清热燥湿止痒，荆芥、防风、白蒺藜祛风止痒，白鲜皮、地骨皮清热止痒，生山楂、生侧柏叶收油去脂，乌梅润肤止痒，钩藤清热镇静，白芥子散结消肿。外治以医用蒸馏水冷喷面部镇静，耳背放血清泄郁热，外涂三黄止痒合剂清热收涩止痒,龙珠软膏清热解毒消肿。二诊时患者颜面部灼热瘙痒减轻,潮红明显改善,故去白鲜皮、地骨皮、荆芥、防风、银柴胡、钩藤、白蒺藜、乌梅,毛囊丘疹和脓疱仍有,加皂角刺托毒排脓,柴胡引药上行。

二、湿疮

病案 1

张某,男,74 岁,2005 年 12 月 13 日初诊。

主诉:全身反复丘疹伴瘙痒 2 年,加重 2 日。

现病史:患者 2 年前因居住环境潮湿,双下肢出现散在丘疹,搔抓后有滋水渗出,至某医院就诊,诊断为湿疹,予自制药外涂,口服维生素 E 胶囊后好转。此后丘疹、瘙痒反复发作。2 月前患者至某医院,仍予外用药,具体药名不详外涂,口服氯雷他定片后症状略有好转。2 日前,患者双下肢及腹部出现新发丘疹,偶有瘙痒。夜寐欠安,纳呆,小便短赤,大便软。

既往史:高血压病史 2 年,口服苯磺酸氨氯地平片,血压控制尚可。

过敏史:无。

查体:双下肢、腹部对称弥漫性分布针尖至粟米大丘疹,色红,皮损边界不清。舌红,苔薄黄腻,脉弦数。

西医诊断:湿疹。

中医诊断:湿疮。

辨证:湿热蕴肤证。

治法:清热利湿,解毒止痒。

方药:消风散加减。

内服:

荆芥 9 g	防风 9 g	蝉蜕 6 g	蛇床子 9 g
地肤子 9 g	羊蹄根 9 g	牛蒡子 9 g	浮萍 9 g
藿香 9 g	苍术 9 g	白术 9 g	车前草 15 g
郁金 9 g	生地 9 g	知母 6 g	黄柏 6 g
乌梢蛇 9 g	蜂房 9 g	土茯苓 18 g	甘草 6 g
滑石 9 g	珍珠母 30 g	磁石 30 g	炒薏苡仁 18 g
芡实 18 g			

上方 14 剂,每日 1 剂,水煎服,早晚饭后温服。

外涂上海市中医医院自制制剂抗敏霜进行治疗,每日2次。

治疗2周后,患者皮疹减退,瘙痒基本已除,局部皮肤仍有少量色素沉淀。上方去滑石,加入牡丹皮9g,继续服用,巩固治疗。

【按语】本案湿疹患者,乃因脾胃功能不足,禀赋不耐,又感受生活环境中的湿邪,内外相搏,浸淫肌肤而发病。患者年过七旬,脾胃功能不足,运化失常,故纳呆,大便软。外感风湿热邪,困于脾胃,不能运化,发于肌肤,出现丘疹及瘙痒。湿疹的特点是皮损形态多样、对称分布、剧烈瘙痒、渗出倾向,瘙痒给湿疹患者带来极大困扰,影响患者的生活、工作,甚至影响睡眠,因此,在治疗中,除了浮萍、地肤子、白鲜皮、白蒺藜等祛风止痒的药物外,经常用到珍珠母、磁石等重镇安神之药,达到安眠止痒的目的。方中荆芥、防风、牛蒡子、浮萍、地肤子、蛇床子祛风止痒,蝉蜕、乌梢蛇、蜂房搜风止痒,羊蹄根、黄柏、土茯苓清热解毒,藿香、苍术燥湿,车前草、滑石清热利小便,珍珠母、磁石重镇安神止痒,炒薏苡仁、芡实健脾化湿,甘草清热解毒,调和诸药。

病案2

陈某,女,24岁,2003年12月11日初诊。

主诉:全身瘙痒伴皮疹1月。

现病史:患者1月前无明显诱因腹股沟处出现红疹瘙痒,后延至全身各处,遇热加重。至某医院就诊,诊断为"疥疮",查真菌(一),予硫黄膏外涂,未见明显好转;又至某医院就诊,诊断为"皮炎",予复地搽剂、炉甘石洗剂外涂,盐酸左西替利嗪口服,稍有好转。后瘙痒反复,为求进一步诊疗,至我科门诊就诊。胃纳可,二便调,夜寐欠安。

既往史:否认糖尿病、心脏病、高血压等慢性内科病史。

过敏史:否认过敏史。

月经史:LMP 11月25日至11月30日,经量正常,无痛经,周期较规律。

查体:全身泛发红色丘疹,伴抓痕,无水疱,无破损,皮肤偏干,皮肤划痕试验(一),舌淡红苔白胖,脉弦缓。

西医诊断:湿疹样皮炎。

中医诊断:湿疮。

辨证:脾虚湿盛。

治法:健脾利湿,润肤止痒。

方药:参苓白术散合防风通圣饮加减。

内服：

荆芥 9 g	防风 9 g	蝉蜕 6 g	白鲜皮 9 g
地肤子 9 g	乌梅 9 g	石榴皮 9 g	浮萍 9 g
羊蹄根 15 g	牛蒡子 9 g	苦参 9 g	茯苓 9 g
白术 9 g	山药 9 g	砂仁 6 g	薏苡仁 15 g
白扁豆 6 g	黄连 3 g	珍珠母 30 g	生灵磁石 30 g

共 7 剂，水煎 400 mL，早晚 2 次温服。

外用：皮肤康洗剂 1 瓶，外洗，每日 2 次。氧化锌糊＋樟脑乳膏，外涂，每日 2 次。

注意事项及调护：避免辛辣刺激的饮食，避免热水洗烫及搔抓。

二诊（2003 年 12 月 18 日）：患者 1 周后复诊，皮疹颜色变淡，遗留少许色素沉着，自诉瘙痒症状明显减轻，舌淡红、苔白、脉弦缓。

方药：原方去白鲜皮、地肤子，加莪术 9 g、车前草 15 g、积雪草 15 g。14 剂，每日 1 剂，煎汤分 2 次内服。继续服用 14 剂后，患者病情基本痊愈。

【按语】本病因饮食不节，日久伤脾，脾失健运，湿热内生，蕴积肌肤所致，故发病较缓，皮损潮红，瘙痒，抓后糜烂渗出；本案患者脾虚湿阻中焦则纳少，神疲，腹胀便溏；舌淡红苔白胖、脉弦缓为脾虚湿蕴之象，治宜健脾祛湿、润肤止痒。方用荆芥、防风解表祛风，蝉蜕、牛蒡子疏风清热，白鲜皮、地肤子联用祛湿止痒，苦参杀虫止痒，羊蹄根清热解毒，乌梅、石榴皮收敛，猪苓、薏苡仁、滑石清热渗湿，砂仁、山药、茯苓、白术健脾利湿，珍珠母、磁石安神助眠。辅以皮肤康洗剂及我科自制氧化锌糊配合樟脑乳膏外涂清热解毒，杀虫止痒。内服与外用结合加强疗效。二诊时患者瘙痒减轻，故去止痒药物；皮疹颜色变淡遗留少量色素沉着，故加入莪术破气行血加强疗效，车前草清热利湿，积雪草清热利湿缓解色素沉着。

三、风瘙痒

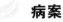

病案

周某，男，87 岁，2009 年 7 月 11 日初诊。

主诉：全身皮肤瘙痒 1 年余。

现病史：患者 1 年前无明显诱因下出现全身皮肤瘙痒，搔抓后皮肤发红、出血，不起风团，痒甚时难以入睡，午睡、夜间醒后瘙痒明显，冬重夏轻。曾口服氯雷他定片、消风止痒颗粒。外涂新曲樟乳膏、硫樟乳膏,症状控制后停药即复发。刻下:患者口干,头晕,小便淡黄,大便干,3 日一行,夜寐欠佳,胃纳可。

既往史:高血压病史 20 余年,口服氯沙坦钾氢氯噻嗪片,血压稳定。

过敏史:无。

查体:躯干、四肢皮肤干燥,散在大量抓痕、血痂,舌淡,苔白,脉弦细。

西医诊断:皮肤瘙痒症。

中医诊断:风瘙痒。

辨证:血虚肝旺证。

治法:养血平肝,祛风止痒。

方药:当归饮子加减。

内服:

白芍 9 g	当归 9 g	荆芥 9 g	防风 9 g
地肤子 9 g	白鲜皮 9 g	天麻 9 g	钩藤 9 g
珍珠母 30 g	磁石 30 g	火麻仁 9 g	蛇床子 9 g
乌梢蛇 9 g	蜂房 9 g	苦参 9 g	苍术 9 g
白术 9 g	生薏苡仁 18 g	羊蹄根 9 g	

上方 14 剂,每日 1 剂,水煎服,早晚饭后温服。

氯地松乳膏、樟脑霜、氧化锌糊剂各 1 盒,混匀后外涂,每日 2 次。

医嘱:洗澡水不宜过热,使用硼酸浴皂洗澡。避免用力搔抓、摩擦,不使用刺激性强的外用药物。忌食辛辣腥发动风之物,多食蔬菜水果。内衣宜柔软、宽松,宜穿棉织品或丝织品,不宜穿毛织品及化纤制品。

二诊(2009 年 7 月 25 日):皮肤干燥瘙痒明显减轻,睡眠仍较差,舌淡,苔薄白,脉细。方药:原方加夜交藤 15 g,沙参 15 g。共服用 35 剂,后病情基本已愈。

【按语】风瘙痒由多种内外因素所致。凡禀赋不耐,素体血热,外感风邪侵袭;久病体虚,气血不足,血虚生风;饮食及情志失调;皮毛、羽绒等衣物接触、摩擦等原因均可导致瘙痒的发生。瘙痒多为全身性,或局限于一处,继而扩展至全身。病情呈阵发性,尤以夜间为甚、影响睡眠,老年人皮肤腺体功能减退,皮肤萎缩、干燥、粗糙,因此秋冬季节为重。其皮疹散发全身,无原发皮损,多为抓痕等。患者舌淡、苔白,脉弦细,证属血虚风燥;患者有高血压病史 20 余年,素有头晕,证属肝火上炎;本案患者辨证为血虚肝旺证。首诊治以养血平肝,祛风止痒,方中当归补血活血,白芍柔肝,荆芥、防风祛风止痒,珍珠母、磁石重镇安神止痒,天麻、钩藤平肝熄风,地肤子、白鲜皮清热止痒,蛇床子、羊蹄根、苦参清热解毒,白术、生薏苡仁健脾化湿,乌梢蛇、蜂房搜风止痒,火麻仁润肠通便。二诊时瘙痒缓解,睡眠仍不佳,予夜交藤、沙参养阴安神,兼润通便。

四、蛇串疮

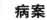

病案

李某,女,84岁,2005年6月25日初诊。

主诉:左上肢及背部抽痛半年余。

现病史:半年前无明显诱因下左上肢内侧出现红斑、丘疹、水疱,排列成带状,疼痛剧烈,至某医院就诊,诊断为带状疱疹,予盐酸伐昔洛韦片抗病毒,弥可保、复合维生素B片营养神经,治疗后水疱消退,左上肢及背部抽痛未消,且极大影响生活质量。刻下:左上肢及背部疼痛,引及左手指端、指甲下,夜间痛甚。胃纳欠佳,夜寐差,二便调。

既往史:糖尿病史30余年,血糖控制尚可。有脑梗死病史。

过敏史:无。

查体:左手轻度水肿,无压痛,舌暗红,舌中有裂纹,苔薄白,脉弦细。

西医诊断:带状疱疹后遗神经痛。

中医诊断:蛇串疮。

辨证:气滞血瘀证。

治法:理气活血,化瘀通络。

方药:血府逐瘀汤合金铃子散加减。

内服:

黄芪30g	当归9g	郁金9g	白术9g
白芍9g	陈皮9g	猪苓9g	柴胡6g
半夏9g	茯苓9g	泽泻9g	延胡索9g
川楝子9g	桃仁9g	玉米须30g	磁石30g
珍珠母30g	蜈蚣2条	全蝎3g	地龙9g
僵蚕9g	冬瓜皮30g	茯苓皮9g	胡芦巴9g
桂枝3g			

上方7剂,每日1剂,水煎服,早晚饭后温服。

冰桃软膏,外敷,每日 2 次。

二诊(2005 年 7 月 2 日):患者自诉疼痛减轻,左手水肿消退明显,睡眠仍差。舌暗红,苔白,脉细。方药:原方去冬瓜皮、茯苓皮、泽泻,加酸枣仁 9 g,给予 21 剂以巩固治疗后,症状基本好转。

【按语】蛇串疮是由水痘-带状疱疹病毒感染引起,其皮肤起红斑水疱,中医列入"丹"门,因好发于胸胁部,故亦称"缠腰火丹",亦见于头面部及其他部位,总称"蛇丹"。中医以往在临证上分干、湿两类。干者皮肤起红粟成簇,痛如刺蛰,属于肝经湿火。湿者,起黄白水疱,糜烂流水,其痛尤甚,属于脾经湿热。由于该病累及神经损害,所以患者疼痛剧烈,尤其老年体虚者恢复较慢,治疗应重视益气养血、扶正固本,兼治活血化瘀。本案患者皮疹消退后疼痛不止,为带状疱疹后遗神经痛。患者舌暗红,舌中有裂纹,苔薄白,脉弦细,为气滞血瘀的表现。方中桃仁破血行瘀,当归、黄芪补气活血,蜈蚣、全蝎、地龙、僵蚕破血通络止痛,郁金、川楝子、陈皮、延胡索、柴胡疏肝理气止痛,白芍柔肝缓急止痛,猪苓、茯苓、泽泻、白术、桂枝利水渗湿,冬瓜皮、茯苓皮利水消肿,玉米须有降糖之效,珍珠母、磁石重镇安神。二诊时患者疼痛减轻,左手水肿消退,去冬瓜皮、茯苓皮、泽泻,睡眠仍差,加酸枣仁宁心安神。

五、白疕

病案

董某,男,57 岁,2007 年 6 月 20 日初诊。

主诉:四肢散在圆形红斑伴鳞屑 10 年,加重 2 月。

现病史:患者 10 年前无明显诱因下四肢出现圆形红斑,伴脱屑,瘙痒不明显,下肢及膝踝关节尤甚,外院诊断为银屑病,间断口服中药后,红斑颜色变浅,皮疹未消,冬重夏轻。2 月前,皮损加重,红斑面积扩大,干燥脱屑,瘙痒剧烈,至外院皮肤科就诊,外涂药水(具体药名不详)及自行外涂凡士林后瘙痒稍减轻。刻下:口咽干燥,盗汗,胃纳可,夜寐欠安,二便调。

既往史:无。

过敏史:无。

查体:四肢关节处散在大小不等圆形红色斑丘疹,上覆少许白色鳞屑,刮之有薄膜现象及点状出血,未见指甲顶针样改变。舌红,苔少,脉弦。

西医诊断:银屑病。

中医诊断：白疕。

辨证：血热生风证。

治法：凉血活血，清热疏风。

方药：麻黄连翘赤小豆汤加减。

内服：

赤芍 9 g	牡丹皮 9 g	干茅根 15 g	黄芩 9 g
紫草 15 g	炙麻黄 6 g	白鲜皮 9 g	地肤子 9 g
蛇床子 9 g	全蝎 3 g	麻黄根 9 g	浮小麦 9 g
磁石 15 g	珍珠母 15 g	乌梅 6 g	乌蔹莓 9 g
赤小豆 15 g	连翘 9 g	生地 18 g	熟地 18 g
黄芪 30 g	炙甘草 3 g		

上方 7 剂，每日 1 剂，水煎服，早晚饭后温服。

外涂青雄软膏。

二诊（2007 年 6 月 26 日）：红斑有部分消退，鳞屑减少，瘙痒不显，夜间偶发心悸，纳可，二便调。舌红，苔少，脉弦。原方加酸枣仁 15 g、五味子 6 g。之后加减出入共治疗 2 月余，病情明显减轻，患者对效果极为满意。

【按语】银屑病是一种常见的易于复发的炎症性皮肤病。其特点是在红斑上有松散的银白色鳞屑，抓之有薄膜及露水珠样出血点。病程长，反复发作，不易根治。本病属中医"白疕"范畴，又名"松皮癣""干癣""蛇虱""白壳疮"等。多因素体营血亏耗，血热内蕴，化燥生风，肌肤失养而成。本案患者皮肤干燥脱屑，瘙痒剧烈，刮之有薄膜现象及点状出血；口咽干燥；胃纳可，夜寐欠安，二便调；舌红，苔少，脉弦，证属白疕之血热生风证。根据异病同治的传统理论，临床灵活加减，将麻黄连翘赤小豆汤用于治疗皮肤科常见疾病如湿疹、特应性皮炎、银屑病、荨麻疹等，屡屡收到满意的效果。本案亦以麻黄连翘赤小豆汤为主，方中炙麻黄散寒解表，以解阳郁之热，连翘、黄芩、赤小豆皆苦寒而清利湿热，连翘透邪热之结，赤小豆清中而又活血，赤芍、牡丹皮凉血活血，黄芪益气，干茅根、乌蔹莓、蛇床子清热解毒，白鲜皮、地肤子祛风止痒，麻黄根、浮小麦固表止汗，乌梅收敛止汗，紫草、生地滋阴清热，凉血消斑，磁石、珍珠母重镇凉血潜阳止痒，全蝎搜风止痒，炙甘草调和诸药。外涂青雄软膏清热解毒，凉血消斑，兼润肤止痒。二诊时患者红斑有部分消退，鳞屑减少，瘙痒不显，因夜间偶发心悸，故加酸枣仁、五味子养心益肝，宁心安神。药症相应，则沉疴宿疾得控。

六、瘾疹

病案 1

蒋某,女,59 岁,2010 年 6 月 20 日初诊。

主诉:双下肢反复出现风团伴瘙痒 1 月,加重 1 周。

现病史:患者 1 月前因劳累出现左侧肢体多发淡红色风团,瘙痒剧烈,休息后稍缓解。2 周前患者沐浴后双下肢风团增多,自觉瘙痒,抓之皮疹加重。病程中否认腹痛腹泻、呼吸困难等不适。刻下:口干,汗多,胃纳可,夜寐差,二便调。

既往史:无。

过敏史:有花粉、狗毛、青霉素过敏史。

查体:双下肢多发大小不等的环形红色风团,皮损处皮肤干燥,皮肤划痕试验阳性。舌淡红,苔白腻,脉弦。

西医诊断:荨麻疹。

中医诊断:瘾疹。

辨证:风热犯表证。

治法:疏风清热止痒。

方药:消风散加减。

内服:

荆芥 9 g	防风 9 g	蝉蜕 6 g	蛇床子 9 g
地肤子 9 g	羊蹄根 9 g	牛蒡子 9 g	生地 9 g
地骨皮 9 g	浮萍 9 g	秦艽 9 g	徐长卿 9 g
乌梢蛇 9 g	蜂房 9 g	土茯苓 9 g	珍珠母 30 g
茵陈 9 g	浙贝母 9 g	半夏 9 g	陈皮 9 g
白茯苓 9 g	远志 3 g	茯神 15 g	

上方 7 剂,每日 1 剂,水煎服,早晚饭后温服。

医嘱:忌食鱼腥虾蟹、辛辣、葱、酒等发物;避免接触花粉、狗毛等过敏之品;注意天气变化,加强体育锻炼,调整生活节奏,保持心情舒畅。

后继续服用上方加减治疗 14 日,皮疹减退消失,瘙痒基本已除。

【按语】荨麻疹是由于皮肤、黏膜小血管反应性扩张渗出性增加而产生的一种局限性水肿性反应,主要表现为边缘清楚的红色或苍白色的瘙痒性皮损,消退后不留任何痕迹。中医称为瘾疹,可辨证为风寒、风热、湿热、气虚等,发作期多表现为风湿热盛诸症,而缓解期多有气虚、阴虚、血虚或阳虚临床表现。运用消风散加减治疗各型荨麻疹,效果满意。本案患者风团色红,皮肤干燥,口干,汗多,舌淡红,苔白腻,脉弦,证属瘾疹之风热犯表证。方中荆芥、防风、牛蒡子疏风散热,徐长卿、浮萍、秦艽、地肤子祛风止痒,蛇床子、羊蹄根、地骨皮、土茯苓、浙贝母清热解毒止痒,陈皮、白茯苓、半夏健脾利湿,茵陈清热利湿,蝉蜕、乌梢蛇、蜂房搜风止痒,珍珠母、远志、茯神宁心安神,生地清热凉血。

病案 2

陈某,女,39 岁,2006 年 9 月 3 日初诊。

主诉:反复全身瘙痒伴皮疹 2 年。

现病史:患者 2 年前起劳累后出现全身瘙痒,遇热加重,抓之出现皮疹,至外院诊断为荨麻疹,对症治疗后好转(具体用药不详)。后症情时有反复,1 年前下颚处反复出现瘙痒,伴条状红色皮疹,自行口服胡萝卜素,及外敷某医院院内制剂(药名不详)。仍有反复,自觉瘙痒,为求进一步诊疗至我科就诊。胃纳可,二便少,夜寐欠安。

既往史:否认糖尿病、心脏病、高血压等慢性内科病史。有 HPV 感染史。有肾结石病史。

过敏史:有毛发过敏史。

月经史:LMP 8 月 26 日至 8 月 31 日,量少,无痛经,血块多,经行腰酸,经期不规律。

查体:全身散在风团块,皮肤划痕实验(＋＋)。舌淡红苔薄,脉细。

西医诊断:慢性荨麻疹。

中医诊断:瘾疹。

辨证:血虚风燥证。

治法:养血祛风润燥。

方药:养血饮加减。

内服:

荆芥 9 g	防风 9 g	牛蒡子 9 g	蛇床子 9 g
地肤子 9 g	羊蹄根 9 g	白鲜皮 15 g	蜂房 9 g
乌梅 9 g	乌敛莓 9 g	生黄芪 30 g	珍珠母 30 g
徐长卿 9 g	秦艽 9 g	炙甘草 6 g	大枣 9 g

当归 9 g　　　　鸡血藤 15 g

7 剂,水煎 300 mL,早晚 2 次温服。

注意事项及调护:去除病因,禁食辛辣、鱼腥等物。避风寒,调情志,慎起居。

二诊(2006 年 9 月 10 日):患者 2 周后复诊,瘙痒减轻,嘱原方继续服用 1 月巩固疗效。

【按语】本病由血虚日久则肌肤失养,化燥生风,风气搏于肌肤而致,故风团、瘙痒反复迁延日久。治宜养血祛风润燥。方中荆芥、防风疏散风热,徐长卿联合秦艽加强祛风,牛蒡子疏风清热,羊蹄根清热解毒,蛇床子、地肤子、白鲜皮联用加蜂房加重止痒之效,乌梅、乌敛莓收敛固涩,重用黄芪补气升阳固表,大枣、珍珠母、当归、鸡血藤养血安神助眠。本病关键在于去除过敏原并避免搔抓,防重于治,方能事半功倍。

七、粉刺

 病案 1

宋某,女,30 岁,2009 年 4 月 30 日初诊。

主诉:面部反复出现皮损 5 年余。

现病史:5 年前于经期前面部出现红色皮疹,初为粉刺,经期后可自行消退,未予重视。继而经期前面部出现脓疱及小结节,以面颊、下颌部为多。曾口服丹参酮,外用维 A 酸乳膏治疗,未见明显好转。皮疹每于月经前加重。刻下:乏力,胃纳可,夜寐欠佳,小便色黄,大便不成形,日行 1～2 次。

既往史:无。

过敏史:无。

月经史:月经周期规律,有痛经,LMP 4 月 2 日至 4 月 7 日。

查体:面部肤色不均,两颊有色素沉着,颜面部多发红色丘疹、结节,额头有粉刺,下颌处部分顶端有小脓头,面部脂性溢出明显。舌边尖有齿痕,舌质红,苔薄黄,脉弦数。

西医诊断:寻常型痤疮。

中医诊断:粉刺。

辨证:肺经风热证。

治法:清肺泻火,疏肝解郁。

方药：枇杷清肺饮合柴胡疏肝散加减。

内服：

枇杷叶 9 g	桑叶 15 g	桑白皮 9 g	黄芩 9 g
黄连 6 g	栀子炭 9 g	白芷 9 g	白花蛇舌草 30 g
白芥子 9 g	生山楂 27 g	生侧柏叶 18 g	益母草 15 g
当归 9 g	柴胡 6 g	白芍 9 g	黄芪 30 g
诃子 9 g	炙麻黄 6 g	天葵子 9 g	生麦芽 18 g
炒麦芽 18 g			

上方 7 剂，每日 1 剂，水煎服，早晚饭后温服。

三黄止痒合剂外用，1 日 2 次。

医嘱：忌食辛辣刺激性食物；少食油腻、甜食；保持心情舒畅。

二诊（2009 年 5 月 7 日）：偶有新发皮损，原有皮损颜色转暗，较前略有缩小，大便调，舌质红，苔薄黄，脉弦数。原方去诃子，加丹参 18 g。

后嘱患者原方继续服用 14 剂，皮疹基本减退。

【按语】本案患者年龄 30 岁，面部痤疮反复 5 年，为典型的女性迟发型痤疮，该类痤疮的发生往往与肝经关系密切，治疗上在清热解毒的同时，要酌情应用一些疏肝解郁、调节情志的药物，往往能收到良效。此类患者一般工作生活压力较大，以致肝气郁结，久而化火，热邪上壅于头面部而发生痤疮，治疗应清肺泻火、疏肝解郁。该患者首诊处方以清肺疏肝为主，方中枇杷叶、桑白皮、桑叶、黄芩、黄连清肺热，栀子炭清三焦之热，白花蛇舌草清热解毒，山楂、生侧柏叶收油去脂，白芥子散结消肿，当归、白芷活血祛色素沉着，柴胡、白芍疏肝养肝，益母草活血调经，黄芪补气，诃子收涩止泻，炙麻黄解表热，天葵子清热解毒，生麦芽、炒麦芽健脾化湿。二诊时患者偶有新发皮损，原有皮损颜色转暗，较前略有缩小，大便调，故去诃子，加丹参活血化瘀淡化痘印。

病案 2

李某，女，35 岁，2008 年 12 月 25 日初诊。

主诉：前额红疹 1 周。

现病史：患者 1 周前因化妆为清洁干净而导致前额出现红疹，无疼痛，无瘙痒，未行正规治疗。现为求相关诊疗至我科就诊。胃纳可，二便调，夜寐欠安。

既往史：半年前唇周发过类似红疹，至某医院就诊予口服及外涂药后好转，后未复发。否认糖尿病等内科病史。

过敏史：否认过敏史。

月经史：LMP 11 月 18 日至 11 月 22 日，经量少，色暗，无痛经，周期不规律。

查体：前额泛发粟粒样红疹，伴白头，边界清，按之疼痛，皮肤偏油，舌淡苔薄脉细。

西医诊断：痤疮。

中医诊断：粉刺病。

辨证：肺经风热。

治法：疏风清肺。

方药：防风通圣散加减。

内服：

黄连 6 g	黄芩 9 g	皂角刺 9 g	枇杷叶 9 g
荆芥 9 g	防风 9 g	钩藤 9 g	羌活 9 g
炙麻黄 6 g	白芥子 9 g	白蔹 9 g	白芷 6 g
黄芪 9 g	白花蛇舌草 15 g		

7 剂，水煎 300 mL，早晚 2 次温服。

外敷：三黄止痒合剂 1 瓶，每晚 1 次，外涂；龙珠软膏 1 支，每日 2 次于患处点涂。

外治：中药倒模治疗。

注意事项及调护：经常用温水、硫黄肥皂洗脸，以减少油脂附着面部堵塞毛孔。禁止用手挤压皮损，以免引起感染。少食油腻、辛辣及糖类食品，多吃新鲜蔬菜、水果，保持大便通畅。

二诊（2008 年 1 月 3 日）：患者 1 周后复诊，皮肤出油情况改善，未见新发丘疹，舌淡红苔薄脉细。

方药：原方加丹参 18 g，当归 9 g，每日 1 剂，煎汤分 2 次内服。

后患者临证加减中药治疗 3 月余，病情基本痊愈，无明显皮疹。

【按语】本病因肺经蕴热，复感风邪，内热不得透达，熏蒸面部而致，治宜疏风清肺。血热蕴蒸于面部，用钩藤、羌活疏面部风热，以荆芥、防风解表祛风，皂角刺、白花蛇舌草消肿排瘀，黄连、黄芩清热燥湿；白芷、白蔹用以美白去印。辅以院内制剂三黄止痒合剂、朱松毅特色治疗石膏倒模清洁、去脂、抗炎。内服外用加治疗加强疗效。二诊时患者已无新发红疹，故加入养血药物以养血润肤。

八、葡萄疫

病案

陈某,女,31岁,2011年12月27日初诊。

主诉:双侧踝关节瘀点1周。

现病史:患者1周前无明显诱因下出现双侧踝关节周围散在红色瘀点,无发热及关节痛等其他不适。刻下:口干,恶热,胃纳可,夜寐安,小便调,大便干。

既往史:患者自诉1年前有类似症状,至某医院就诊,诊断为过敏性紫癜,口服抗过敏药物后好转。

过敏史:无。

月经史:月经周期规律,LMP 12月10日至12月16日,量中等,色红,有血块。

查体:双下肢无水肿,双侧踝部散在红色针尖至绿豆大小瘀点,不突出皮肤,压之不褪色。舌边有齿痕,舌红,苔薄黄,脉弦。

辅助检查:尿常规、血常规未见明显异常。

西医诊断:过敏性紫癜。

中医诊断:葡萄疫。

辨证:血热妄行证。

治法:清热凉血,活血化瘀。

方药:十灰散合失笑散加减。

内服:

大蓟 15 g	小蓟 15 g	白茅根 30 g	生地 18 g
熟地 18 g	赤芍 9 g	紫草 9 g	牡丹皮 9 g
焦栀子 9 g	麦冬 9 g	玄参 9 g	黄芪 30 g
桑白皮 9 g	地骨皮 15 g	白芍 9 g	白术 9 g
甘草 6 g	生地榆 9 g	防风 9 g	防己 9 g
黄柏 3 g	仙鹤草 18 g	白蔹 9 g	生蒲黄 12 g
五灵脂 12 g			

上方7剂,每日1剂,水煎服,早晚饭后温服。

二诊(2011年1月3日):大部分皮疹已消退,无新发皮疹,舌淡红,苔白,脉细。方药:原方加鸡血藤15 g,当归9 g。继续服用中药1月余,症情明显好转。

【按语】中医认为过敏性紫癜出血的原因有很多,血热、血瘀、气虚等均可导致出血,该患者病程1周,皮疹色红,舌红、苔黄,脉弦,证属血热妄行证,患者舌边有齿痕,气阴不足之象,治疗应清热凉血,活血化瘀。方中大蓟、小蓟、白茅根、赤芍、生地、生地榆、白蔹凉血止血,仙鹤草收敛止血,紫草活血止血,焦栀子、桑白皮、地骨皮、黄柏清热解毒以凉血,牡丹皮清热凉血,熟地、白芍补血养阴,麦冬、玄参益气养阴,黄芪益气摄血,防风、白术、防己以解表祛风解毒,生蒲黄、五灵脂增强活血祛瘀之功效,甘草调和诸药。二诊时患者大部分皮疹已消退,无新发皮疹,患者舌淡、苔白,脉细,加用鸡血藤、当归以养血止血。

九、牛皮癣

病案

钱某,女,68岁,2010年11月3日初诊。

主诉:四肢伸侧瘙痒伴皮疹半年。

现病史:患者半年前无明显诱因出现双上肢伸侧瘙痒伴红疹,未予重视,后逐渐延至双下肢,自行涂抹止痒药膏(具体药物不详)未效。2周前至某医院诊疗,予院内制剂(具体不详)外涂后无明显效果,遂至我科要求中医中药治疗。胃纳可,二便调,夜寐尚安。

既往史:患者50年前有类似病史,发于后颈部,后延至面部及全身,口服中药8年后愈。否认糖尿病、心脏病、高血压等慢性内科病史。

过敏史:否认过敏史。

月经史:已绝经。

查体:四肢伸侧暗红色斑丘疹,略高于皮肤,边界清晰,皮肤肥厚,苔藓样变,少量皮屑,皮肤干燥,舌红少津、脉沉细。

西医诊断:神经性皮炎。

中医诊断:牛皮癣。

辨证:血虚风燥。

治法:养血润燥,熄风止痒。

方药:消风散合当归养血汤加减。

内服:

荆芥9g	防风9g	蝉蜕6g	蛇床子9g
地肤子9g	羊蹄根9g	牛蒡子9g	炙麻黄6g

赤小豆 15 g	生地 9 g	熟地 9 g	玄参 9 g
苦参 9 g	黄芪 9 g	桃仁 9 g	莪术 9 g
土茯苓 18 g	全蝎 3 g	车前草 15 g	浮萍 9 g
石榴皮 9 g	诃子 9 g	乌梢蛇 9 g	

7 剂,水煎 300 mL,早晚 2 次温服。

外治:抗敏霜合水杨酸软膏外涂,1 日 2～3 次。

注意事项及调护:嘱咐患者切忌搔抓及热水洗烫,日常要避免接触过敏原,然后注意皮肤保湿,避免皮肤的不良刺激,然后清淡饮食。

二诊(2010 年 11 月 10 日):患者 1 周后复诊,诉瘙痒明显好转,皮肤仍干燥,夜寐欠安,舌红少津、脉沉细。

方药:原方去地肤子、蛇床子,加珍珠母 30 g,生灵磁石 30 g,丹参 30 g。每日 1 剂,煎汤分 2 次内服。上方加减后患者连续服用 1 月余,症状明显得到控制。

【按语】本病初起为风湿、风热之邪阻滞肌肤,久之耗损阴液,使营血不足,血虚生风生燥。每遇疲劳、情志郁结等致气血运行不畅之事时可有症情加重。本案患者虽此次发病半年,但既往有多年类似病史,已耗伤阴血,故用生地、熟地清热滋阴,玄参清热解毒;荆芥、防风、蝉蜕、浮萍解表祛风,透疹止痒;蛇床子、地肤子、苦参、杀虫止痒;羊蹄根清热凉血;炙麻黄、车前草、土茯苓利水渗湿,乌梢蛇祛风除湿;患者久病又以黄芪补气;桃仁、赤小豆润肠通便;莪术、全蝎消积散结;诃子、石榴皮收敛。内服外用相结合,加强疗效,使久留之疾可快速缓解。二诊时患者瘙痒减轻,故去除止痒药物;夜寐欠安,故加入镇静安神药物助眠;患者皮肤仍干燥,故加入丹参以加强养血润肤之功。

十、四弯风

病案

周某,男,25 岁,2010 年 12 月 25 日初诊。

主诉:面部、四肢弯侧红疹 1 周。

现病史:患者 1 周前无明显诱因出现面部及四肢弯侧红疹,干涩疼痛,遇热加重,昨日至某医院就诊,查(2010 年 12 月 24 日)血常规:嗜酸性粒细胞 $6.60×10^9/L↑$,白细胞 $10.69×10^9/L↑$,中性粒细胞 $6.77×10^9/L↑$,单核细胞 $0.84×10^9/L↑$,予西药内服外涂进行治疗(具体用药不详),后红疹略有好转,干疼痛减轻。现为求进一步治疗请朱松毅主任高诊。胃纳可,二便调,夜寐安。

既往史：否认糖尿病、心脏病、高血压等慢性内科病史。有过敏性鼻炎史。

过敏史：1 年内查过敏原提示螨虫过敏。

查体：面部泛发粟粒样红疹，无白头，按之无疼痛，四肢弯侧有红色斑丘疹，皮肤干燥脱屑，伴抓痕血痂；舌红、苔薄黄边有齿痕，脉沉细。

西医诊断：特应性皮炎。

中医诊断：四弯风。

辨证：风湿蕴肤。

治法：清热化湿，祛风止痒。

方药：防风通圣散合麻黄连翘赤小豆汤加减。

内服：

荆芥 9 g	防风 9 g	蝉蜕 6 g	蛇床子 9 g
地肤子 9 g	羊蹄根 9 g	牛蒡子 9 g	钩藤 9 g
皂角刺 9 g	水牛角 9 g	生地 15 g	知母 9 g
黄柏 9 g	浮萍 12 g	紫草 9 g	白薇 9 g
麻黄 6 g	赤小豆 15 g	滑石 9 g	甘草 9 g

7 剂，水煎 300 mL，早晚 2 次温服。

外涂：青黛膏于患处薄涂，1 日 2～3 次。

注意事项及调护：忌搔抓和摩擦皮损处，忌使用热水烫洗、碱性或者消毒肥皂擦洗患处。

二诊（2019 年 1 月 4 日）：患者 1 周后复诊，刺痛仍有，无新发皮疹，舌红苔薄黄边有齿痕，脉沉细。

方药：原方加延胡索 9 g、川楝子 9 g、莪术 9 g，每日 1 剂，煎汤分 2 次内服。嘱口服依巴斯汀片，每日 1 次。后连续中药口服上方加减治疗 2 周，病情好转，瘙痒基本已除。

【按语】本病由风湿、热邪相搏于肌肤所致，风邪外袭，首犯太阳，从皮毛而入，风湿、热邪相搏，郁于肌肤，不得外泄，故皮损潮红、瘙痒剧烈、抓之糜烂渗出。脾胃素虚，运化失司，故见神疲、便清。本案患者舌淡、苔薄腻、脉弦滑，为风湿偏盛之象，治宜清热化湿，祛风止痒。方中荆芥、防风、麻黄解表祛风，蝉蜕、牛蒡子疏风清热，浮萍透疹止痒，蛇床子、地肤子联用祛湿止痒，黄柏清热燥湿，羊蹄根清热解毒，滑石清热渗湿；热邪搏于面部，以钩藤疏面部风热。皂角刺、赤小豆消肿托毒，紫草、白薇、水牛角凉血解毒，佐以滋阴以生地清热凉血，知母滋阴降火。以中药祛风止痒，配以止痒药物辅助，嘱忌搔抓，使瘙痒不适症状快速改善。二诊时患者虽无新发红疹,但疼痛仍有,故加入川楝子配伍延胡索加强止痛,加入莪术破气行血加强疗效。青黛膏具有清热解毒、收敛止痒的作用,外用薄涂可以辅助内服药共同作用,减轻患者病情,改善局部皮肤症状。

十一、面游风

病案

马某,女,31 岁,2009 年 1 月 15 日初诊。

主诉:颈部、面颊红疹 2 月。

现病史:患者 2 月前使用面膜后出现颈部红疹,红疹自颈部起,至面颊下巴处,稍有瘙痒,遇热加重,无疼痛。半月前至某医院就诊,予外涂院内制剂后未效。平素好吃辛辣,油脂分泌旺盛,近 2 周自觉胃脘嘈杂不适,今为求进一步诊疗至我科就诊。胃纳欠,大便不畅,小便量多,夜寐欠佳。

既往史:否认糖尿病、心脏病、高血压等慢性内科病史。

过敏史:有青霉素、海鲜过敏史。

月经史:LMP 1 月 2 日至 1 月 5 日,经量偏少,无痛经,周期较规律。

查体:颈前散在红疹,色暗,两颊散在粟粒样红疹,色红,周围稍有皮屑,皮肤脂性溢出。舌淡红、苔薄白,脉滑。

西医诊断:脂溢性皮炎。

中医诊断:面游风。

辨证:风热蕴肤。

治法:疏风清热。

方药:消风散合枇杷清肺饮加减。

内服:

防风 9 g	荆芥 9 g	蝉蜕 6 g	当归 9 g
生地 9 g	牛蒡子 9 g	石膏 9 g	知母 9 g
黄连 3 g	决明子 18 g	白花蛇舌草 30 g	地骨皮 9 g
郁金 9 g	珍珠母 30 g	生灵磁石 30 g	丹参 30 g
香附 9 g	白芍 9 g	枇杷叶 9 g	黄芩 9 g

7 剂,水煎 300 mL,早晚 2 次温服。

外治:黛柏膏涂,每日 2～3 次。

注意事项及调护:忌食辛辣,少吃油腻甘甜食品,少饮浓茶,忌烟酒坚果。

多食水果、蔬菜,保持大便通畅。

二诊(2009年1月22日):患者1周后复诊,面部肤温正常,瘙痒减轻,皮肤出油较多,大便不畅,舌淡红苔薄白,脉滑。

方药:原方去地骨皮,加生侧柏叶27 g、白芷9 g、白蔹9 g、桃仁9 g。每日1剂,煎汤分2次内服。患者皮肤恢复良好,故停用黛柏膏,改用积雪苷霜外涂,每日3次。

【按语】本病由血虚生风化燥,肌肤失养致,故见皮肤干燥,有糠秕状鳞屑;风盛则痒;发为血之余,血虚发失所养,故头发干燥无光,常伴有脱发;舌红、苔薄白、脉弦为风燥之象。治宜养血润肤。方中地骨皮退虚热,荆芥、防风解表祛风,蝉蜕、牛蒡子疏风清热,白蔹清热解毒,石膏、知母连用清热泻火,佐以知母滋阴降火,黄连、黄柏清热燥湿,加当归、丹参、白芍共奏养血祛风润肤之效。患者痤疮未溃多,以白花蛇舌草消肿排脓,郁金、香附行气解郁,珍珠母、磁石安神助眠,患者大便不畅,加决明子润肠通便。辅以黛柏膏外用,内服外用结合增强疗效。二诊时,患者面部肤温正常,故去地骨皮,加白芷、白蔹美白去印;患者皮肤出油,加生侧柏叶凉血去油;患者大便不畅,加桃仁润肠通便兼养血润肤。积雪苷霜继续养肤活血,外涂可以帮助皮肤屏障恢复,同时也有减少皮疹导致的色素沉淀。

十二、油风

 病案

苏某,女,40岁,2008年4月9日初诊。

主诉:发现头发减少4月。

现病史:患者4月前劳累后突然发现掉发,微痒,时有头屑,至外院就诊予口服药(具体不详)后未效。后自行外用生姜涂抹,未效,症情逐渐加重。现为求进一步诊疗至我院专家门诊。胃纳可,二便调,夜寐欠安。

既往史:否认糖尿病、心脏病、高血压等慢性内科病史。有肌无力、鼻炎病史。有胸腺瘤手术史。

过敏史:否认过敏史。

月经史:LMP 3月20日至3月26日,经量正常,色淡,无痛经,周期较规律。

查体:头顶及脑后片状脱发,范围小如钱币,大如鸡蛋,头皮油腻,拔发试验(++)。舌淡苔白,脉细弱。

西医诊断:斑秃。

中医诊断：油风。

辨证：气血两虚。

治法：益气补血,养血生发。

方药：八珍汤合甘麦大枣汤加减。

内服：

生地 15 g	熟地 15 g	生侧柏叶 30 g	川芎 9 g
芡实 18 g	党参 18 g	山茱萸 9 g	女贞子 9 g
墨旱莲 9 g	白芍 9 g	羌活 9 g	桑椹 9 g
当归 9 g	仙茅 9 g	巴戟天 9 g	人参粉 5 g
炙甘草 6 g	淮小麦 30 g	大枣 9 g	

7 剂,水煎 300 mL,早晚 2 次温服。

外治：七星针叩击患处,每周 1 次。

注意事项及调护：远离过于油腻、甜、辣的食物,适度洗发,调畅心情。

二诊(2008 年 4 月 16 日)：患者 1 周后复诊,瘙痒稍减轻,脱发仍有,夜寐欠安,舌淡苔白,脉细弱。

方药：原方加白术 9 g、茯苓 9 g、酸枣仁 9 g。每日 1 剂,煎汤分 2 次内服。嘱尽量 1 周 2 次进行梅花针治疗。

上方随证加减并配合七星针外治 2 月后,患者毛发开始生长,后随访未见病情复作。

【按语】本病患者病后气血虚弱,精血亏虚,故发失所养,毛发稀疏枯槁,触摸易脱头发呈斑块状脱落,并呈渐进性加重；舌淡、脉细弱均为气血两虚之象。方中生地、熟地合用滋阴补肾,芡实补脾益肾,桑椹补肝益肾,山茱萸益肾固精；女贞子、墨旱莲联用滋阴养肾,仙茅、巴戟天联用补肾益阳,以双补肾阴肾阳。白芍、川芎、当归养血调经,党参益气健脾。患者脱发早期,加羌活祛风胜湿,生侧柏叶凉血生发,人参粉补益元气,共奏益气补血养气之功。辅以七星针叩刺活血通络,内服结合中医治疗,促进发之生长。二诊时患者脱发仍有,加白术、茯苓益气健脾；患者夜寐欠安,加酸枣仁养心安神,并嘱坚持治疗。

十三、热疮

病案

蔡某,女,38 岁,2010 年 5 月 23 日初诊。

主诉：左眼下出现皮疹 5 日。

现病史：5 日前患者无明显诱因出现左眼下红色皮疹，刺痒伴有疼痛剧烈，自行外涂金霉素眼膏后皮疹破溃，疼痛减轻，仍有灼热感。3 日前至外院就诊，予口服盐酸阿昔洛韦片治疗至今。现为求进一步诊疗至我科就诊。胃纳可，二便调，夜寐欠安。

既往史：否认糖尿病、心脏病、高血压等慢性内科病史。有慢性胃炎史。2 周前有尿路感染史，口服左氧氟沙星片治疗 3 日。

过敏史：尘螨过敏。

月经史：LMP 4 月 25 日至 4 月 30 日，经量正常，无痛经，周期较规律。

查体：左眼睑下数个红色疱疹，周围稍有水肿，舌红苔薄，脉细。

西医诊断：单纯疱疹。

中医诊断：热疮病。

辨证：风热蕴肤证。

治法：疏风止痒，清热解毒。

方药：黄连上清汤合防风通圣散加减。

内服：

广郁金 9 g	延胡索 9 g	木瓜 9 g	丝瓜络 9 g
生地 15 g	白芍 9 g	白术 9 g	知母 9 g
莪术 9 g	生甘草 6 g	钩藤 9 g	大枣 9 g
防风炭 9 g	荆芥炭 9 g	马齿苋 9 g	木贼草 9 g
黄连 6 g	淡竹叶 9 g	白蔹 9 g	生薏苡仁 27 g

7 剂，水煎 300 mL，早晚 2 次温服。

注意事项及调护：多饮水，忌食辛辣炙煿、肥甘厚味之品，局部保持清洁，防止继发感染。

二诊（2010 年 5 月 30 日）：患者 1 周后复诊，左眼睑下疱疹减少，疼痛减轻，微肿，夜寐欠安，舌红苔薄，脉细。

方药：原方加冬瓜皮 15 g、茯苓皮 15 g、珍珠母 30 g。煎汤分 2 次内服。

原方加减续行巩固治疗 2 周后，皮疹基本已除，无明显疼痛，局部略有瘙痒，患者感觉良好。后随访未复发。

【按语】本病由风热搏于肌肤，郁滞皮肤腠理，津液布散失常，不得宣泄所致，故皮肤起小水疱；风热毒邪蕴蒸皮肤，则肤感灼热。治宜疏风清热解毒。方中荆芥、防风炭连用加强收涩。风热搏于面部，马齿苋、木贼草连用加强泻热之功,钩藤清疏头面风热,木瓜、丝瓜络、郁金连用舒筋活络,莪术、延胡索、白蔹破血散结,行气止痛,生地清热凉血,知母滋阴润燥,淡竹叶清热除烦,白术养阴生津,黄连清热燥湿,生薏苡仁利水渗湿,白芍养血调经、敛阴止汗,大枣补血益气。嘱需连续口服阿昔洛韦片10日抗病毒,并保持清洁,防止继发感染。二诊时患者水肿仍有,故加入冬瓜皮、茯苓皮利水消肿;患者夜寐欠安,加入珍珠母安神助眠。

十四、顽湿聚结

病案

王某,女,30岁,2000年9月1日初诊。

主诉:双下肢、右上肢伸侧多发暗红色丘疹伴鳞屑瘙痒4年余。

现病史:患者在外院已诊断为1型糖尿病、尿毒症、肾性贫血,长期接受血液透析疗法。4年前出现双下肢、右上肢伸侧多发暗红色丘疹结节伴鳞屑瘙痒,未予重视和治疗。胃纳欠佳,夜寐不安,大便可,小便无。月经不规则。否认药物过敏史。

查体:双下肢、右上肢多发黄豆大小暗红色丘疹、半球形结节,角化明显,疣状外观,上附鳞屑,伴抓痕、血痂。舌质淡红,舌体胖,苔薄白腻,脉数。

西医诊断:结节性痒疹。

中医诊断:顽湿聚结。

辨证:风湿热毒,气滞血瘀。

治法:清热利湿解毒、祛风止痒散瘀,因尿毒症为减轻肝肾负担采用中药渍渍法。

方药:朱松毅外治经验方。

莪术 27 g	桃仁 27 g	蜈蚣 6 g	苦参 27 g
白鲜皮 18 g	地肤子 18 g	白蔹 27 g	五倍子 27 g
积雪草 30 g	皂荚 27 g		

特殊炮制方法:蜈蚣提前投入30%冰醋酸60 mL中浸泡一晚后同其他中药共煎。每剂水煎适量(约1 000 mL)外用,每日1剂,共7剂。中药煎汤后直接浸渍患处,不便浸渍的患处以纱布浸透药液后热渍,维持药液温度38℃左右(自备足浴桶保温药液),每次渍渍时间约10分钟。每日渍渍后外涂龙珠软膏。嘱患者每周按时复诊。

9周后(2000年10月27日第九诊),患者双下肢、右上肢伸侧丘疹、结节较前消退,瘙痒缓解。处方加强润肤散结之力,原方基础上加苦杏仁9g、甜杏仁6g。每剂水煎400 mL外用,每日1剂,共7剂。每日溻渍后外涂积雪苷软膏。

14周后(2000年12月1日第14诊),患者双下肢、右上肢伸侧丘疹、结节基本消退,局部色素沉着,无瘙痒。患者病情稳定,嘱继续中药溻渍法维持治疗1个月以巩固疗效,处方在原方基础上去苦杏仁、甜杏仁,加威灵仙9g除湿通络。水煎外用,每日1剂。每日溻渍后患者对疗效极为满意,依从性好。嘱定期门诊随访2年,病情未复发或加重。

【按语】尿毒症是慢性肾病的终末期,属于中医学"关格""癃闭""水肿"等范畴,其病机与脾肾虚损兼湿浊瘀毒蕴结有关,临床多采用血液透析治疗。尿毒症可并发出现结节性痒疹、皮肤瘙痒、单纯性苔藓等皮肤损害。

朱松毅认为尿毒症并发结节性痒疹的病因病机是尿毒症多有脾肾虚损,水谷精微乏源,肾精失其充养资助,精血同源,精亏血虚,复因长期透析加剧精血亏虚,因虚致瘀。同时,因为透析难以透出血浆β_2-微球蛋白(β_2-MG)等中分子毒性物质,以及严重的微血管病变,可导致体内瘀毒累积。"血不利则为水",津血同源,瘀毒内生,因瘀致虚,加重脾肾虚损,脾气散精失常,水液升降输布无门,积聚体内而生湿,肾气蒸化失常,浊液无法排出体外,湿毒壅盛聚形于皮肤而发病。

结节性痒疹是一种慢性炎症性皮肤病,发病机制可能与遗传、神经精神因素、内分泌障碍、免疫异常等有关,可发生于任何年龄,病程较长,临床治疗较困难,严重影响患者的生活质量。本病临床表现为对称分布于四肢伸侧为主、半球形结节丘疹,暗褐色,质地坚硬,上附鳞屑,伴抓痕血痂。结节性痒疹可归属于中医学"顽湿聚结""马疥""痒风""粟疮"范畴,又称疣状固定性荨麻疹或结节性苔藓。《诸病源候论》言:"马疥者,皮肉隐嶙起作根墌,搔之不知痛。"

临床治疗结节性痒疹多采用抗组胺药、免疫抑制剂、冷冻、激光、星状神经节阻滞等。然而,西医学对尿毒症继发结节性痒疹的治疗报道较少,仅有针对尿毒症的治疗报道如血液透析联合血液灌流等。朱松毅认为,脾肾虚损是发病之本,因之而生的瘀毒湿浊邪气为该病之标。清代吴师机《理瀹骈文》言:"外治之理,即内治之理,外治之药,即内治之药",结合该类患者的疾病特点,朱松毅临床以外治法为主,运用中药溻渍法,祛邪为先,临床疗效明显。

对于此顽疾,朱松毅提出如下治疗原则。

（1）祛瘀毒，化湿浊。朱松毅指出，尿毒症继发结节性痒疹的病机乃脾肾亏虚为本，瘀毒湿浊为标。该病的皮肤病损改变给患者的生活工作、穿衣打扮等方面造成了极大困扰，也是患者就诊的主要缘由。朱松毅认为，祛邪为先，处方以祛瘀毒、化湿浊为原则。《黄帝内经》曰"坚者削之……结者散之，留者攻之"，祛瘀毒常用中药有莪术、三棱、桃仁、鬼箭羽、虎杖、丹参、川芎、郁金、红花、赤芍、当归、三七、牛膝、牡丹皮等；叶天士提倡"借虫蚁搜剔以攻通邪结"，常用虫类药物有蜈蚣、土鳖虫、全蝎等；化湿浊常用中药有苦参、白鲜皮、地肤子、黄柏、威灵仙、车前子、土茯苓、泽泻等。

（2）溻渍法，乃首选。尿毒症继发结节性痒疹患者多在进行血液透析维持治疗，朱松毅指出，外治法可以避免内服药物增加机体代谢负担，故首选外治法。溻渍法属于外治法的一种，包括冷溻法、热溻法、浸渍法。元代齐德之《外科精义》言："溻渍疮肿之法，宣通行表，发散邪气，使疮内消也。盖汤水有荡涤之功……此谓疏导腠理，通调血脉，使无凝滞也。"中药溻渍法可以软化皮损，开疏腠理，活血通络，祛邪外出，利用药物和水的温度刺激穴位经络，使药力直达病所，增强疗效，操作简便，不良反应小，安全可靠，具有独特优势。

本例患者采用中药溻渍法，中药煎汤直接溻渍患处，药液温度38℃左右，每次溻渍时间约10分钟。处方中莪术、桃仁化瘀散结，桃仁合苦杏仁、甜杏仁兼有润肤作用；蜈蚣攻毒散结、搜剔通络、熄风止痒；苦参、白鲜皮、地肤子清热燥湿、祛风止痒；白蔹、积雪草、皂荚清热解毒、利湿散结；五倍子止血敛疮；威灵仙祛湿通络。龙珠软膏解毒化瘀，积雪苷软膏软坚散结，自制剂尿素乳膏滋润软坚。诸药合用，祛瘀毒、化湿浊，安全无毒副作用，临床疗效较好。

《医学源流论》言"外科之法，最重外治"。对于尿毒症继发结节性痒疹，朱松毅运用中药溻渍法外治，使瘀毒湿浊诸邪从皮肤而解，同时避免内服药物增加机体代谢负担、增加超滤量的危险，从而发挥治疗作用。

十五、丹毒

 病案

吴某，男，81岁，2006年5月23日初诊。

主诉：右下肢红肿2月余。

现病史：患者2月前无明显诱因下出现右下肢红肿疼痛，至某医院就诊，诊断为急性网状淋巴管炎，后至地段医院行抗感染治疗3周后疼痛好转，右下肢红肿未消。患者发病过程中无发热。刻下：右下肢早晚水肿明显,活动后水肿减轻,胃纳可,夜寐安,二便调。

既往史：高血压病史 40 余年,口服苯磺酸氨氯地平片,血压控制尚可。否认无足癣病史。

过敏史：无。

查体：右小腿肿胀,踝关节至足背处明显,按之轻度凹陷,皮温升高,压痛明显,皮肤黯红。舌红,少苔,脉弦数。

西医诊断：急性网状淋巴管炎。

中医诊断：丹毒（流火）。

辨证：湿热毒蕴证。

治法：清热利湿,解毒通络消肿。

方药：萆薢渗湿汤加减。

内服：

萆薢 9 g	茯苓皮 18 g	黄柏 3 g	生地 18 g
知母 9 g	黄芪 30 g	升麻 9 g	威灵仙 9 g
马鞭草 15 g	丝瓜络 3 g	川芎 9 g	川牛膝 9 g
冬瓜皮 15 g	胡芦巴 9 g	车前子 15 g	石韦 9 g
玄参 9 g	干茅根 15 g	天花粉 9 g	生山楂 18 g
茵陈 9 g	泽兰 9 g		

上方 7 剂,每日 1 剂,水煎服,早晚饭后温服。

外治：冰砂软膏外敷患处,每日更换 1 次。

二诊（2006 年 5 月 30 日）：右下肢水肿消退,皮肤色素沉着,皮温正常,舌淡红,苔薄白,脉细。原方加党参 9 g。

后连续用药治疗 1 个月,患者病情基本痊愈。

【按语】丹毒是一种临床常见的急性皮肤病,以患部皮肤突然鲜红成片,色如涂丹,灼热疼痛为主要表现。本病发无定处,根据发病部位不同而病名不一,发于躯干者,称内发丹毒;发于头面者,称抱头火丹;发于小腿足部者,称流火。慢性迁延期丹毒因火毒日久,易耗伤气血,而血虚至瘀,因此在治疗上应注重益气利湿、补血活血散瘀。本案患者病程日久,已转入慢性期,故治疗以清热利湿、解毒消肿为主,通络止痛为辅。方中生地活血凉血,川芎活血化瘀,萆薢、黄柏、茵陈清热利湿,川牛膝引药下行,舒筋活络,茯苓皮、冬瓜皮利水消肿,玄参、知母滋阴润燥,干茅根、天花粉清热解毒,丝瓜络利湿通络,升麻、马鞭草清热凉血,黄芪益气,威灵仙、胡芦巴祛风除湿,车前草、泽兰、石韦清热利尿消肿。冰砂软膏外敷达到清热解毒消肿的功效。二诊时红肿消退,脉细,稍有气虚之象,故原方加党参以补气行血,稳固疗效。

十六、臀核

 病案

邵某,男,28岁,2005年10月10日初诊。

主诉:右侧颈部结块肿大半月。

现病史:患者于半月前劳累后出现右侧颈部出现淋巴结肿大,按之疼痛,无发热,既往疲劳后有类似发病史,至外院就诊,查(2005年10月9日)彩超示:双侧颈部多发淋巴结,大者约20 mm×6 mm,未明显血流;双侧颌下、腹股沟见淋巴结,大者约4 mm×4 mm;未见明显血流。血常规无明显异常,予口服抗生素后病情好转,但肿块未见明显缩小。现为求进一步治疗,至我院专家就诊。胃纳可,大便干结,小便调,夜寐安。

既往史:有扁桃腺炎及龋齿史,否认糖尿病、心脏病、高血压等慢性内科病史。

过敏史:无。

查体:颈部右侧淋巴结明显肿大,4~5枚,大者20 mm×5 mm左右,压痛(+),质实,活动度可,边界清晰,皮色皮温如常;左颌下淋巴结肿大不明显。咽红,悬雍垂稍肿大,扁桃体Ⅰ度肿大。舌红苔白腻边有齿痕,脉细数。

西医诊断:淋巴结炎。

中医诊断:臀核。

辨证:痰瘀郁结。

治法:清热解毒,化痰散结,佐以化瘀。

方药:牛蒡解肌汤合五味消毒饮加减。

内服:

金银花12 g	野菊花9 g	紫花地丁15 g	蒲公英15 g
天葵子9 g	连翘9 g	牛蒡子9 g	当归9 g
川芎9 g	玄参9 g	木蝴蝶6 g	半夏9 g
陈皮9 g	茯苓9 g	夏枯草9 g	猫爪草9 g
白花蛇舌草15 g	蛇莓9 g	浙贝母9 g	桔梗6 g

山慈菇 9 g　　　　甘草 9 g　　　　莪术 9 g

7 剂,水煎 300 mL,早晚 1 次温服。

外治:冰桃软膏,每日 1 次,外敷于患处。

注意事项及调护:多饮水,忌辛辣厚味,饮食清淡,注意休息。

二诊(2005 年 10 月 23 日):患者 2 周后复诊,颈部肿块消退明显,已无疼痛,咽不红,大便秘结,舌红苔白,脉弦。

方药:原方去木蝴蝶,加瓜蒌 9 g。每日 1 剂,煎汤分 2 次内服,14 剂;同时改用桃芥软膏继续外敷至肿块完全消退。患者后予原方继续巩固治疗 2 周,病情已愈,随访未见复发。

【按语】本病由外感邪毒化热入里,与内痰之邪互结,郁于颈部,故肿大明显,质坚压痛。治宜清热解毒,化痰散结。方中金银花、紫花地丁清热凉血,蒲公英、天葵子、连翘、夏枯草清热解毒、消肿散结,野菊花、牛蒡子泻火解毒,蛇莓凉血消肿,猫爪草、白花蛇舌草、浙贝母化痰散结,半夏、陈皮、桔梗燥湿化痰,茯苓利水渗湿,古有"血行风自灭",故加入当归、川芎活血祛瘀,山慈菇、莪术破瘀行血,再加玄参清热滋阴,甘草调和诸药。内服外用相结合,加强疗效。患者二诊时,咽部症状减轻,故去利咽药物,加强清热化痰继续治疗。

十七、脱疽

病案

王某,男,74 岁,2011 年 12 月 18 日初诊。

主诉:右足小趾疼痛 6 年,加重伴静息痛近 1 个月。

现病史:患者因双下肢间歇性跛行 6 年(200 m 左右)伴静息痛 1 个月至某医院就诊,查(2011 年 11 月 20 日)血管超声示:① 双下肢动脉硬化伴斑块;② 双侧股浅动脉中下段闭塞;③ 双下肢深静脉通畅。遂至某医院血管外科就诊,予服用硫酸氢氯吡格雷、阿司匹林、止痛药(具体不详)后出院。现因右侧足小趾疼痛加重彻夜难眠,伴小趾溃烂化脓 1 周,为求中医中药治疗,至我院专家就诊。胃纳欠佳,二便调。

既往史:否认糖尿病病史,既往有心脏病、高血压、高脂血症等慢性内科病史。

过敏史:否认过敏史。

查体:右足小趾末端外侧溃烂化脓,脓腐黏着腥臭,周围皮肤红肿干燥,皮温下降,右足背动脉搏动(一),胫后动脉搏动(一),腘动脉搏动(+/一),抬高苍白实验(+/6秒),苔黄腻,脉弦细。

西医诊断:下肢动脉硬化闭塞症。

中医诊断:脱疽病。

辨证:湿热毒盛证。

治法:清热利湿,解毒活血。

方药:四妙勇安汤合黄连解毒汤加减。

内服:

黄连3 g	黄柏3 g	车前子15 g	川芎6 g
川牛膝9 g	延胡索9 g	川楝子9 g	茵陈9 g
泽兰9 g	苍术9 g	白术9 g	冬瓜皮15 g
茯苓皮9 g	胡芦巴9 g	薏苡仁18 g	甘草6 g
薄荷3 g	三七粉2 g		

7剂,水煎300 mL,早晚2次温服。

外洗方:

一枝黄花18 g	半边莲18 g	黄精18 g	白及9 g
五倍子27 g	大皂角27 g		

7剂,每日1剂,水煎每日换药时温洗。

外治:① 蚕食清创法清创。② 外涂:三仙丹均匀薄撒疮面,外用冰砂软膏薄贴。

注意事项及调护:下肢保温,适当按摩,患处忌抬高及洗澡洗脚。

二诊(2011年12月25日):患者1周后复诊,诉疼痛较前减轻,夜寐欠安,苔黄腻,脉弦细。

方药:原方加白蔹9 g、积雪草15 g、珍珠母30 g,每日1剂,煎汤分2次内服。

外治:同前。

【按语】本病为久病血脉瘀阻,气血津液无法散布,最终导致筋脉失养,湿热浸淫,则患趾红肿溃脓。热邪伤阴,病久可致阴血亏虚,肢节失养,干枯萎缩。治宜清热解毒活血。方中用黄连、黄柏清热燥湿,车前子清热渗湿,茵陈清热利湿,冬瓜皮、茯苓皮、薏苡仁利水渗湿,苍术、白术健脾燥湿;病于下肢,川牛膝祛风除湿,引药下行。延胡索配伍川楝子加胡芦巴活血行气止痛,三七粉散瘀止痛,泽兰活血通经。再用一枝黄花、半边莲消肿止痛,白及、白蔹、五倍子敛疮生肌。内服联合外用加强疗效。二诊时患者疼痛已减轻,故加入润肤药物帮助皮肤恢复;患者夜寐欠安,加入安神药助眠。

蚕食清创术为对坏死组织视情况进行分期分批逐渐清除的一种中医外科特色治疗方法。其在临床为常用外治法,具有以下要点:① 急性炎症期不做清创处理。② 对疏松的组织先清除,牢固的后清除。③ 对坏死的软组织先清除,腐骨后清除。④ 待炎症完全消退后,进行彻底的清除。

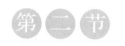

医话篇

一、蛇串疮

蛇串疮为临床皮肤科之常见病,其临床特点是以成簇水疱沿身体单侧呈带状分布,排列宛如蛇形,疼痛剧烈为主要表现的急性疱疹性皮肤病。其发于腰部者即缠腰火丹,指皮肤上出现成簇水疱,痛如火燎,每多缠腰成串而发者。多见于成年人,好发于春秋季节。相当于西医的带状疱疹。

带状疱疹是由带状疱疹病毒感染引起的一种常见皮肤病。中医称之为"缠腰火丹""蛇盘疮""蛇串疮"或"蜘蛛疮"。多因情志不遂,饮食失调,以致脾失健运,湿浊内停,郁而化热,湿热搏结,兼感毒邪而发病。本病多见于成年人,发病多在春秋两季。

带状疱疹其病程一般为2～3周,病后多不复发,可终生免疫。部分患者病后局部留有疼痛,称为"后遗神经痛",可持续数月乃至数年。

朱松毅认为,本病多为情志内伤,肝郁气滞,久而化火,肝经火毒,外溢肌肤而发;或饮食不节,脾失健运,湿邪内生,蕴而化热,湿热内蕴,外溢肌肤而生;或感染毒邪,湿热火毒蕴结于肌肤而成。年老体虚者,常因血虚肝旺,湿热毒盛,气血凝滞,以致疼痛剧烈,病程迁延。

朱松毅主张本病在治疗时除了清热解毒止痛之外,还应注意固护脾胃,不使脾胃失和,脾胃失和则湿邪停滞,进而可导致气血瘀阻,使本病治愈后的后遗症情况加重,不利于患者康复。而蛇串疮之发病,与正气不足、外邪侵袭密切相关,治疗上应顾护正气与祛邪解毒二者兼顾,顾护正气以健脾和胃为主,祛邪解毒包括清热解毒、活血化瘀、通腑泄浊等多种方法,临床应灵活运用。

朱松毅认为,蛇串疮在急性期,视其本身体质一般可分为肝经郁热和脾虚湿蕴证,在缓解期一般认为属于气滞血瘀之证。在治疗中,应注意泻肝火、利湿热。同时应注意适当使用理气活血之药,以尽量避免患者出现后遗神经痛,不至于影响生活质量。

同时,在疾病的发展过程中,亦可使用中药外治,以达到加快疾病痊愈的作用。如疾病初起时,外敷冰砂软膏清热解毒、消炎止痛。出现水疱可用三黄洗剂外涂以燥湿敛疮。水疱溃破后,可用青黛散撒布清热解毒、收涩止痛,结痂后遵循中医中药辨证论治原则,不同的症状分别选用冰桃软膏或者桃芥软膏外敷,帮助患者尽快康复,减轻患者痛苦。

蛇串疮的治疗应内治与外治相结合,外治法应根据病程与皮疹特点选择不同的外用药物。以疱疹为主者应以洗剂外涂为主,如三黄洗剂、颠倒散洗剂等;糜烂、渗出为主者应以溶液湿敷,如我院的自制制剂复方黄连液或复方黄柏液等;干燥结痂者以油膏外用为宜,如冰砂软膏解毒止痛,青黛膏、黛柏膏清热燥湿。皮疹已愈合遗留局部疼痛者以内服药物为主,必要时可使用冰桃软膏、桃芥软膏外敷,和营活血以止痛。

二、四弯风

四弯风指肘、膝关节曲侧窝之湿疮。相当于西医的特应性皮炎。中医学认为本病多因风邪夹湿热之气袭于腠理而郁结不去所发,以儿童为多见。好发于两侧对称之肘窝、腘窝、踝关节内侧等处。初起,见患处皮肤渐显红斑,继则见有丘疹、水疱,自觉瘙痒,若破溃则糜烂流水,浸淫蔓延,时轻时重,日久则局部皮肤变厚而粗糙,迁延难愈。

朱松毅认为,本病主要由于禀赋不耐,湿热内蕴,风湿热邪客于肌肤,经络受阻所致。因小儿脾常不足,又或脾胃素虚,兼之饮食不节,致湿热内蕴;又因禀赋不耐,复感风邪,风邪外袭,首犯太阳,从皮毛而入,导致本病。本病迁延难愈,故疾病日久,患儿久病不愈,耗伤阴血,损伤脾胃,又因小儿为稚阴稚阳之体,病久阴血更亏,以致血虚生风化燥,肌肤失养所致病情加重。

本病多见于小儿,其发病与患儿先天禀赋不耐、脾肾不足密切相关,先天不足、复感外邪、饮食不节三者相互影响,导致病情缠绵难愈。治疗上除了给予药物治疗外,应指导患儿及家长合理饮食,适度锻炼,使患儿逐步适应外界环境,达到事半功倍、预防复发的效果。

四弯风具有遗传过敏倾向,家族或本人常有哮病、过敏性鼻炎、瘾疹等病史。本病好发于肘膝关节屈侧,亦可见于小腿伸侧及面颈、口周围等部位。其皮损特点为干燥、粗糙、肥厚、苔藓化,可有急性或亚急性皮炎样发作。自觉剧痒。很多患儿可有婴幼儿湿疮病史,本病反复发作,持续不愈。

朱松毅认为本病在急性发作期,因其瘙痒剧烈,渗出明显,皮肤潮红,可辨证为风湿热邪蕴结肌肤证,当治以清热化湿、祛风止痒,常用荆芥炭、防风炭、钩藤、苦参、紫草等中药进行治疗。在缓解期,由于患儿疾病反复发作,导致皮肤干燥肥厚瘙痒,皮肤表面抓痕、血痂和脱屑等并存,根据中医临床辨证,患儿流津日久,反复发作,耗伤阴血,且久病则脾胃更虚,耗伤气血,故为血虚风燥肌肤失养之证。在治疗中应在润肤止痒的药物中,加入益气补血之药,如珠儿参、当归、鸡血藤等,以补充患儿正气及营血,不可一味清热止痒,使正气损耗,则疾病就更难治愈。

三、热疮

热疮是指发热或高热过程中所发生的一种急性疱疹性皮肤病。临床常见于高热病后,或者高热后。本病以好发于皮肤黏膜交界处的成群小疱为临床特征。多在1周后痊愈,又易于复发。男女老幼均可发病,尤以成年人为多。西医学称为单纯疱疹。

"热疮"病名首见于《肘后备急方》:"甘家松脂膏,疗热疮。"《太平圣惠方》等医书中根据其发病部位位于口唇,形似燕子之口吻,故又称为"时气口疮""剪口疮""口吻疮""燕口"等。而发于会阴处的热疮,则称为"阴疮",如《肘后备急方》载:"阴疮有二……二者但亦作疮,名为热疮。"关于其发病的病因病机,多由风热之邪侵袭疏松之腠理,相搏于皮肤之间,不得消散,发而为病。《圣济总录》载:"热疮本于热盛,风气因而乘之,故特谓之热疮,盖阳盛者表热,形劳则腠疏,表热腠疏,风邪得入,相搏于皮肤之间,血脉之内,聚而不散,故蕴结为疮。"又或者嗜食肥甘厚腻或小儿疳积生热等以致肺胃积热,郁而不得解,上蒸肌表,发而为病,甚则与湿相合,多表现为脓汁渗出。如《太平圣惠方》载:"治小儿脾胃客热所致燕口生疮方",《世医得效方》亦对此病因病机有所记载:"天竺黄散,治脏腑积热,烦躁多渴,口、舌、颊生疮""疳虫食其肌肤空虚,疳热流注,遍身热疮,发歇无已"。还可能由于喜食易生热之食物或大热之药石之物,内热郁积,可外发于皮肤而为本病。如《海药本草》载："今泸渝人食荔枝，多则发热疮"；《证类本草》言："兵部手集服丹石人有热疮"；《洄溪医案按》亦提出此观点："逾年，附毒积中者尽发，周身如火烧，服寒凉得少减，既又遍体及头、面、口、鼻俱生热疮。"

朱松毅根据杜氏外科之理论并结合本人的丰富临床经验，认为本病根据发病部位的不同可以分为肺胃热盛、肝胆湿热及阴虚内热三型。其主要的临床表现分别为：肺胃热盛多发于颜面部，以口唇鼻侧多见，皮损为群集小水疱，灼热刺痒；伴轻度周身不适，心烦郁闷，大便干，小便黄；舌红，苔黄，脉弦数。肝胆湿热疱疹发于阴部或臀腿部，易破溃糜烂，疼痛明显；伴发热，大便干，小便黄赤；舌质红，苔黄腻，脉滑数。而阴虚内热型表现为病情反复发作；伴口干唇燥，午后微热；舌红，苔薄，脉细数。

朱松毅强调指出，由于本病虚实夹杂，故在治疗中应对发疹部位和临床体征进行辨证，不可一味清热解毒，以致延误病情，进行反复的无效治疗。

四、疖

疖是化脓菌侵入毛囊及周围组织引起的急性化脓性炎症。是疼痛的半球形红色结节。之后，中央化脓坏死，最终溃破或吸收。中医认为痈疽之为病，根盘小而局限之轻症者是为疖。对此古籍中早有记载。《刘涓子鬼遗方》卷四，又名热疖、石疖，俗称疖子。《备急千金要方·卷二十二之痈疽第二》曰："凡肿，根广一寸已下名疖，一寸已上名小痈，如豆粒大者名疱子。"

疖病是一个毛囊及其所属皮脂腺和周围组织所发生的急性化脓性感染，常扩展到皮下组织。致病菌大多为金黄色葡萄球菌和表皮葡萄球菌。常发生于毛囊和皮脂腺丰富的部位，如颈、头、面部、背部、腋部、腹股沟部及会阴部和小腿。

朱松毅认为：因暑热之邪入侵，导致局部红肿化脓者为热疖。皆因热毒蕴结，或外受暑热之邪而发。证见疖肿肿势局限，色红，热痛轻微，根基浅在，脓出即愈。痈疽原是火毒生，清热解毒必不可少。中医外科最重外治法，若能仅用外治可以治愈疾患，使患者既能避免煎煮药物之辛与口服汤药之苦，又能减轻患者经济负担，必受欢迎，亦是医者幸事。

根据朱松毅的理论，针对热疖，由于疖范围小，感染情况较轻，在治疗上可以以外治为主。对疖病的不同时期选用外敷其祖传的贡献给医院的冰砂软膏、冰桃软膏、桃芥软膏等。已有脓头并有波动时，应及早循经切开引流。对未成熟的疖，不应随意挤压，以免引起感染扩散。

疖病是为化脓性感染性疾病,其中医的机理即为热毒壅盛,故治当清热解毒、消炎止痛。内服药朱松毅平素喜用紫花地丁和蒲公英。其中紫花地丁清热解毒,消散痈肿;蒲公英清热解毒,散结消肿。两药伍用,相辅相成,使清热解毒之力倍增。

在临床中使用上述两药,我们认为,紫花地丁和蒲公英连用,可针对一切化脓性疾病,但用药宜大,一般以 30～60 g 为宜。同时告知化脓性疾病的患者需注意皮肤清洁,要勤洗澡、洗头、理发、勤换衣服、剪指甲,注意个人卫生,预防疾病的再次发生。

五、粉刺

粉刺病包含西医的痤疮与粉刺,是一种毛囊性皮脂腺单位的慢性炎性病变,以粉刺、丘疹、脓疱、结节、囊肿及瘢痕为特征。西医认为痤疮(粉刺病)的主要发病机理为疾病的发生与内分泌因素、皮脂分泌增多、毛囊皮脂腺导管角化异常、微生物感染及免疫、遗传等因素有关。

痤疮(粉刺病)的发病主要与肺、胃、脾三脏相关。可根据患者临床特点分为三型。肺经风热型:素体阳热偏盛,肺经蕴热,复感风邪,熏蒸面部而成;胃肠湿热型:过食辛辣肥甘厚味,助湿化热,湿热互结,上蒸颜面而致;脾虚痰凝型:脾虚失运,湿浊内生,郁久化热,热灼津液,灼津为痰,湿热痰凝滞肌肤而发。

痤疮是一种主要发生于青年期的毛囊皮脂腺单位的慢性炎症性疾病。痤疮的发生主要与雄激素水平过高、皮质分泌过多、毛囊皮脂腺导管的异常角化、细菌感染和炎症反应等诸多因素密切相关。痤疮的发病可因细菌感染和炎症反应导致。痤疮丙酸杆菌可能通过活化炎症细胞膜表面的 Toll 样受体而加重炎症反应;皮脂的合成部分受到过氧化物酶体增生物激活受体的调节;脂质中的氧化产物可能导致了炎症介质的产生。

朱松毅在临床治疗痤疮时常用竹叶与石膏两味药。竹叶与石膏配伍应用见于《伤寒论》之"竹叶石膏汤"。竹叶味甘性寒,气轻上浮,上能清心火而除烦,中能泄胃火,下能利小便而渗湿热。石膏辛能解肌退热,寒能清热泻火,甘能除烦止渴,为清泄肺、胃二经气分实热的要药。两味药一起使用,清泄肺胃之热的作用加强,同时竹叶可清上导下,引石膏升降清心经之热的同时可甘缓石膏的猛性。肺胃之火得清,则无以上蒸面部而发病。朱松毅认为,肺主皮毛,脾胃为后天之本,两者的调畅疏泄功能对痤疮的发生起到至关重要的作用,在治疗时如能兼顾肺胃则疗效较好。竹叶与石膏配伍,恰能清泄肺胃之热,使痤疮的临床症状得到一定改善。

朱松毅在治疗痤疮时,还常会用白花蛇舌草、蒲公英、丹参等中药。从中医方面来看,这些药物有清热利湿、活血化瘀的功效。从西医药理学方面来看,这些药物都有抑菌的功效。对于中重度痤疮患者,朱松毅则一般会合并应用口服抗生素治疗。同时也不能排除感染引起的炎症外,免疫和非特异性炎症反应也参与了痤疮炎症性损害的过程。因此,既能抑制痤疮丙酸杆菌又兼顾非特异性抗炎症作用的抗生素应优先考虑使用。朱松毅认为,痤疮之病,多由肺、肝、脾胃之热引起,但根据现代研究,大多患者亦有痤疮丙酸杆菌感染之苦。故在选药时,不仅应注重清热利湿,也要考虑到具有抑菌作用的中药药物。

在临床治疗中,运用朱松毅的理论,对患者进行分型论治。对肺经风热的患者,采用疏风宣肺清热的方法;对胃肠湿热的患者,采用清热利湿、通腑解毒的治疗措施;对于脾虚痰凝的患者,给予健脾利湿、化痰软坚的治疗。通过治疗,患者病情大多得到了显著的改善。

六、扁瘊

扁瘊,即西医学的扁平疣,又称青年扁平疣,是一种由疣病毒感染引起的良性皮肤赘,其皮疹主要为粟粒至高粱米大小的扁平丘疹,为圆形、椭圆形或多角形,边界清楚,表面光滑,呈淡褐色、黄褐色或正常肤色。常对称发生于颜面、手背、前臂等部位,呈散在或密集分布,偶感轻度瘙痒,可因抓搔而发生自身接种。

朱松毅认为本病多是由于气血失和、腠理不密、复感外邪、凝聚皮肤而致病。根据其发病时间长短及临床表现可分为风热毒蕴、肝气郁结及气滞血瘀型。在治疗中应注意避免摩擦、挤压疣体,以防感染。针对本病,中医外治效果较佳,一般可选用鸦胆子仁捣碎外敷(注意保护周围皮肤),或者抗病毒中药外洗患处等治疗方法。扁平疣是临床常见病,西医多采取激光等物理方法治疗,费用昂贵且容易复发,采用中药外治疗效好,费用低,患者痛苦少,复发率低,除了鸦胆子外,苍耳子、骨碎补等药物都有较好疗效。

七、猫眼疮

猫眼疮又称雁疮、寒疮,是一种急性自限性炎症性皮肤病。因其疮形如猫之眼,光彩闪烁无脓血而得名。《医宗金鉴·外科心法要诀》云:"猫眼疮,一名寒疮,每生于面及遍身,由脾经久郁湿热,复被外寒凝结而成。初起形如猫眼,光彩闪烁,无脓无血,但痛痒不常,久则近胫,宜服清肌渗湿汤,外敷真君妙贴散。"本病以红斑为主,兼有丘疹、水疱等多形性皮损,常伴黏膜损害,自觉瘙痒或轻度烧灼感为临床特征。多发于青壮年男女,尤以青年女性为多,常见于冬春季节。病程一般 2～4 周,但愈后易于复发。相当于西医的多形性红斑。

朱松毅认为本病多是由于禀赋不耐,风寒外袭,以致营卫不和,寒凝血滞而成;或为外感风热,风热之邪郁于肌肤而发;或因风湿热邪内蕴,毒火炽盛,气血燔灼,蕴结肌肤而致;亦可因病灶感染,药物及鱼、虾、蟹类食物过敏等引起。

朱松毅认为,在治疗本病时,首先要去除可疑致病因,如控制感染,停用可疑致敏药物。在平时的生活中也要注意忌食鱼、虾、葱、蒜等发物。西医病理认为猫眼疮一病与免疫相关,即中医所说禀赋不耐所致,因此临床治疗应扶正祛邪二者兼顾,补肾阴、调脾胃、清热除湿,标本兼治,方可收良效,避免复发。

猫眼疮的临床表现较为特殊,一般发病前可有头痛,低热,四肢倦怠,食欲不振,关节、肌肉疼痛等前驱症状。发病急骤,皮损常对称性发于指缘、手掌,次为前臂、足背、小腿、颜面、项部颈旁,少数累及全身皮肤,有时黏膜亦可受损害。皮损呈多形性,有红斑、丘疹、水疱、大疱、紫癜、风团等。自觉瘙痒、灼热、疼痛。

朱松毅认为本病可分为湿热蕴结及寒湿阻络型。其中湿热蕴结者发病急,皮损鲜红,中心水疱明显;伴发热,咽痛,口干,关节痛,便干,尿黄;舌红,苔白或微黄,脉弦滑或微数。应治以清热解毒利湿,可考虑茵陈蒿汤合消风散加减。寒湿阻络者皮疹暗红,遇寒加重;伴下肢沉重,关节痛,小便清长;舌淡,苔白,脉沉细或缓。应治以和营祛寒化湿,临床可考虑以桂枝汤合当归四逆汤加减治疗。

朱松毅常说,同病异治是中医辨证论治的结果,猫眼疮一病亦能体现这一治则,临证应根据患者阴阳寒热之不同辨证施治,不可一味清热解毒,使寒者更寒,必无疗效。

八、瓜藤缠

瓜藤缠是一种发生于下肢的红斑结节性、皮肤血管炎性皮肤病。因数枚结节,犹如藤系瓜果绕腿胫生而得名。《医宗金鉴·外科心法要诀》云:"此证生于腿胫,流行不定,或发一二处,疮顶形似牛眼,根脚漫肿……若绕胫而发即名瓜藤缠,结核数枚,日久肿痛。"本病以散在性皮下结节,鲜红至紫红色,大小不等,疼痛或压痛,好发于小腿伸侧为临床特征。多见于青年女性,以春秋季发病者为多。相当于西医的结节性红斑。

朱松毅认为本病是由于素体血分有热,外感湿邪,湿与热结,或脾虚失运,水湿内生,湿郁化热,湿热下注,气滞血瘀,瘀阻经络而发;或体虚之人,气血不足,卫外不固,寒湿之邪乘虚外袭,外邪客于肌肤腠理,流于经络,气血瘀滞,寒湿凝结而发。

故在治疗中,朱松毅强调应以消炎、散结、止痛为主要原则。

瓜藤缠之临床特点可归纳为发病前常有低热、倦怠、咽痛、食欲不振等前驱症状。皮损好发于两小腿伸侧,为鲜红色疼痛性红肿结节,略高出皮面,蚕豆至杏核大或桃核大,对称性分布,若数个结节融合在一起,则大如鸡蛋,皮损周围水肿,但境界清楚,皮肤紧张,自觉疼痛,压之更甚。颜色由鲜红渐变为暗红。约经几日或数周,颜色及结节逐渐消退,不留痕迹,不化脓亦不溃破。在缓解期,常残存数个小结节,新的结节可再次出现。皮损发生部位除小腿外,少数患者可发于上肢及面颈部。

朱松毅认为本病可分为湿热瘀阻证及寒湿入络证。其中湿热瘀阻证,治宜清热利湿、活血化瘀,方用萆薢渗湿汤合桃红四物汤加减;寒湿入络证,治宜温阳健脾、通络理湿,方用当归四逆汤合三妙丸加减。

朱松毅再三强调内服外用为中医治疗本病的首选方法,在内服的同时不可忽视外治的作用,针对本病,一般可选用冰砂软膏或者冰桃软膏等外用药物进行厚敷治疗。

九、紫癜风

紫癜风是一种原因不明的慢性炎症性皮肤病。以紫红色的多角形扁平丘疹,表面有蜡样光泽,剧烈瘙痒为临床特征。好发于成人,男女性别无明显差异,相当于西医所指的扁平苔藓。

朱松毅认为本病多由于外受湿热之邪,搏于肌肤所致;或久病血虚生风生燥,肌肤失于濡养而成;或因阴虚内热,气滞血瘀;或因肝肾不足,湿热下注,皆可导致本病的发生。

朱松毅强调本病在治疗的同时,不应忽视日常生活的调护,应保持心情舒畅,避免精神紧张疲劳,消除思想压力负担。在饮食时注意不吃辛辣、烟酒等刺激性食物。同时切勿用热水洗烫或偏碱性肥皂、沐浴露洗浴,也不可过度搔抓,以免皮损产生同形反应而扩散。

紫癜风一病临床表现最多的是血虚风燥型,因此多以养血祛风为治则,但本病诱因多,易复发,因此预防与治疗同样重要,即使临床治愈也应注意预防调摄,以防复发。

十、有头疽

有头疽指生长于肌肤间,以局部初起皮肤上即有粟粒脓头,红肿热痛,易向深部及周围扩散,脓头亦相继增多,溃烂后状如莲蓬蜂窝为主要表现的急性化脓性疾病。本病相当于西医的痈。疽之病名始见于《灵枢·痈疽》:"何谓疽……热气淳盛,下陷肌肤,筋髓枯,内连五脏,血气竭,当其痈下,筋骨良肉皆无余,故命曰疽。"

朱松毅认为本病多由于外感风温、湿热之邪邪毒侵入肌肤,毒邪蕴聚以致经络阻塞,气血运行失常。或由于脏腑蕴毒情志内伤,气郁化火;或由于平素恣食膏粱厚味、醇酒炙煿,以致脾胃运化失常,湿热火毒内生。以上二者皆可致脏腑蕴毒。同时由于房事不节内伤精气,劳伤精气,以致肾水亏损,水火不济;阴虚则火邪炽盛,感受毒邪之后,往往毒滞难化。如果患者体虚之际,本病容易发生,故消渴患者常易伴发本病。如阴虚之体,每因水亏火炽,而使热毒蕴结更甚;气血虚弱之体,每因毒滞难化,不能透毒外出,如病情加剧,极易发生内陷。朱松毅强调在临床治疗中针对以上情况,应慎之又慎。

有头疽虽表现为一派阳证,却与普通疮疡之阳证有别,该病根深漫肿,七日成形,二候成脓,三候脱腐,四候生肌,且多伴消渴之证,临证应提高警惕,内外兼治,以防疽毒内陷。

十一、痛风

西医根据病情进展特征,将痛风病程分为以下 4 期:无症状高尿酸血症期;急性发作期;无症状的间歇期;慢性期。根据每一期临床表现与理化检查的不同制定不同的治疗原则。

朱松毅指出,中医治疗痛风也应强调辨证论治。其辨证要点主要是辨兼挟、辨虚实。本病之主要病因为湿热,兼挟之邪。一是外邪,如起居不慎,外感风寒,膏粱厚味,内聚湿热均可诱发;二是痰浊瘀血,湿热聚而生痰,痰凝则影响气血流通而气滞血瘀;湿热与痰、瘀俱为有形之邪,常胶结一处,故在辨证方面须掌握其不同特征,以便了解何者为主,何者为次,而相应地在用药上有所侧重。如瘀滞甚者,局部皮色紫黯,疼痛夜重;痰浊甚者,局部皮色不变,但却有肿胀表现;湿热也能引起肿胀,但局部有灼热感等。

西医认为,长期慢性痛风患者多累及肾功能,造成不同程度的肾功能损害,因此对慢性痛风患者应定期检测肾功能。

朱松毅认为,痛风虽多表现为患处之红肿热痛,但治病必求其本,本病发病多为虚、实兼见。虚证为气血亏虚证多,重者则见肝肾亏虚证。气虚证的表现是倦怠乏力、面色苍白、食少、便溏、短气、自汗、舌淡、脉弱。血虚证的表现是面色少华、头晕、心悸、多梦、失眠、爪甲色淡,疼痛呈游走性,舌淡、脉细;肝肾不足者则多头晕、心悸、腰痛、耳鸣、舌淡(阴虚火旺则舌质红),脉细弱。本病在早期以实证为主,中晚期则多见虚实兼见,甚至以虚证为主。因此临床应详细询问病史,了解病情,不可一味清热利湿,消肿止痛,重其表而略其本,待病情进展,累及肝脾肾,悔之晚矣。故对于痛风之为病,朱松毅强调在治疗上必须追求其本。

痛风的预防重于治疗。患者应在饮食、心理、运动等多方面进行预防调摄,避免痛风反复发作。饮食方面,患者应做到"三多三少":多饮水,少喝汤;多吃碱性食物,少吃酸性食物;多吃蔬菜,少吃饭。急性痛风性关节炎发作期的患者应忌食高嘌呤食物,如:酵母、各种动物的内脏、浓缩肉汁、肉脯、沙丁鱼、凤尾鱼等。心理方面,患者应保持喜乐的心态:良好的心态是对抗病魔的有力保障,用乐观的心态对待任何困难的事都会显得更加容易克服,而对于治疗效果来说更是事半功倍。运动保健方面,患者应得到充足的休息,但不等于不运动,适当的运动对治疗是有利的,散步、太极等慢性运动很适合患者进行锻炼,但对于严重患者需根据自身情况进行选择,不可过度劳累。另外,如保持理想体重、戒烟忌酒、少吃火锅、摄入足够量的碳水化合物等也很重要。

十二、糖尿病足

糖尿病足是指因糖尿病血管病变和(或)神经病变和感染等因素,导致糖尿病患者足或下肢组织破坏的一种病变。中医认为,糖尿病足多因久病消渴,气阴两虚,或因情志所伤,或内伤劳倦,或外伤染毒等因素,气阴精血进一步耗伤,损伤脉络,导致血瘀、湿热、瘀毒阻滞脉络,败坏肌肤筋骨,导致脱疽。其病机因虚致实,病久又转虚,为本虚标实之证。

朱松毅认为,治疗糖尿病足病应中西医结合,西医的优势在于控制血糖及全身感染,而中医的优势主要体现在中医外治法,根据患者病情,采用蚕食清创术、中药化腐清创术、拖线疗法,结合八二丹、九一丹、红油膏、生肌膏等具有祛腐生肌作用的传统外用中药,可以大大降低截肢率,减轻患者痛苦。

虽然中医治疗糖尿病足的优势主要体现在中医外治法,但如能根据四诊资料加以参合而辨证论治,内外同治,可以取得更好的疗效。根据患者局部及全身情况,结合舌脉等表现,可以分为脉络血瘀型、脉络瘀热型、脉络瘀毒型、脉络湿热型、热毒炽盛型、正虚邪恋型,根据证型可分别采用益气通脉活血化瘀、化瘀解毒通络止痛、清热解毒凉血、益气活血托毒生肌等治疗法则。如脉络血瘀型多见于坏疽前期。肢端早期缺血,出现下肢无力、怕凉、间歇跛行;皮肤营养障碍出现皮肤麻木疼痛等不适感、干而无汗,双足皮肤干燥、龟裂、胼胝形成,足部皮色苍白或发暗有瘀斑,毫毛脱落,趾甲增厚;周围神经损伤症状可见指端刺痛、灼痛、麻木、感觉迟钝或丧失,脚踩棉絮感或异物感。舌质淡暗,苔薄白,脉沉细或沉涩。此时应采用益气通脉、活血化瘀的方法,常用药物有黄芪、桑枝、桂枝、当归、赤芍、川芎、丹参、生地、川牛膝、生地龙、鸡血藤、白僵蚕等。

糖尿病足的各证型间相互联系,常根据病情的缓解或进展处于动态变化之中。如脉络瘀热型即是由脉络血瘀型进展而来,患者在脉络瘀热型基础上血瘀证加重,并有化热之征象。症状可见肢端疼痛,可为灼痛、刺痛、静息痛,遇热加重;患足皮色暗红、紫红或有瘀斑。舌红绛、紫暗或有瘀斑,苔少,脉弦细或数。此时应化瘀解毒、通络止痛,佐以清利湿热,常用药物有用当归、赤芍、丹参、牛膝、金银花藤、玄参、天花粉、红藤、穿山甲、乳香、没药、生黄芪、苍术、黄柏、土茯苓、茵陈、赤小豆、生薏苡仁、泽兰等。脉络瘀毒型又是由脉络瘀热证发展而来,血瘀证加重并有坏败组织出现。肢端坏疽,多有疼痛,色暗不鲜,坏死组织色黑,界限不清,可及局部脓腐,则多为湿性坏疽。舌质暗红或绛红,苔薄黄,脉细数。此时应在化瘀解毒、通络止痛基础上加以清热解毒,常用药物有金银花、野菊花、蒲公英、紫花地丁、紫背天葵、赤芍、牡丹皮、玄参、车前子、赤小豆等。

十三、痈疽

朱松毅指出,外科诸症,大致可用痈、疽加以概括;痈为阳邪,疽乃阴证;临证用药,应先别阴阳,再图论治;无论内治外治,总以阴阳为纲;如阴阳不辨,一味清热解毒,甚至寒热误用,失之大矣。

朱松毅特别强调,对于病久难愈的患者,一定要详细询问其病史,追问病之初起之征及其诊治过程,再三体会是否误辨阴阳、误用寒温,导致疾病缠绵难愈;一旦阴阳确立,当果断施治,或清消,或透托,或温补,如辨证准确,当如鼓应桴。朱松毅的这一观点又充分体现了他对"全生派"学术思想的心领神会。

朱松毅认为,外科疾病虽发在体表,却反映了机体阴阳气血的虚实盛衰,临证应详细观察痈疽之有形无形、色红色白、根脚深浅、酿脓难易、脓出厚薄等局部表现,结合疾病之起病缓急、病程长短、体质强弱等特点,综合分析判断,辨别阴证阳证,区分寒热虚实,然后选择合适的外用药物,方能药到病除。朱松毅的这些见解正是对清代名医吴师机"外治之法即内治之理"学术思想的深刻理解与灵活运用。在这一思想指导下,朱松毅将家传秘方与自身多年临床经验相结合,先后创制了冰砂软膏、冰桃软膏、桃芥软膏等一系列外用药物,分别用以治疗痈疽之阳证、半阴半阳证、阴证,并将这些处方无私地奉献给了医院,这些药物至今仍作为院内制剂在临床上广泛使用,治愈了大批患者。

朱松毅指出,痈疽的治疗也需要"异病同治"。西学东渐,中医学也在不断的学科分化过程中向前发展,中医外科逐渐细分为疮疡科、皮肤科、肛肠科、乳腺科、周围血管科等,各科医师专攻其职,形成了不同的治疗方法。朱松毅告诫后辈,中医向来认为人体是一个有机的整体,痈疽虽然可发于机体的不同部位,临床表现也各不相同,但都离不开气血凝滞、经络阻隔的基本病机;只要抓住病机关键,明了阴阳寒热,病虽不同,中医治疗的原则和方法却是相通的,这就是"异病同治"。

朱松毅常告诫后辈,中医外治与内治相同,临证当先别阴阳,再详审病机,对症下药。就好像乳痈、臀痈、肛痈等这一类疾病,具有起病急骤、肿形高突、色红灼热、根脚收束、易脓易溃、脓出稠厚等局部特点,并多伴恶寒发热等全身反应,其病机为热毒炽盛、气血充足、正邪两旺,均属阳证,临床上应尽早使用杜氏冰砂软膏、金黄膏、玉露膏等以清热解毒、消肿止痛,以求消散。

又比如无头疽、流注、乳癖、瘰疬等这一类疾病,病之初起,具有漫肿无形或略高出皮面、皮色不变或微红、皮温不变或微热、按之虽痛而不剧等局部特点,多日久成脓或无脓,并伴有或并无恶寒发热等轻微的全身反应,其病机为气血凝滞、酿生湿热痰结、正不足而邪不甚,均属半阴半阳证,临床上应使用杜氏冰桃软膏、冲和膏等以清热活血、化瘀止痛,以求消散瘀结或助脓透表。

还有一些比如瘰疬、流痰、附骨疽、乳痨等疾病,病之初起,具有漫肿无形、皮色不变、肤温不高、按之微痛或不痛等局部特点,旬日甚至月余方有成脓表现,并多伴有神疲乏力、腰膝酸软、午后潮热等全身反应,其病机为脏腑虚弱、气血不足、痰湿凝滞,均属阴证范畴,临床上应使用杜氏桃芥软膏、回阳玉龙膏、阳和解凝膏等以温通气血、活血化瘀、化痰散结,以求温化痰湿或托脓透表;以上种种,虽病症变化多端,然病机相类者,临证用药亦相通,再以内治和之,何愁病之不瘥。对于肉瘿、桥本甲状腺炎、乳核、乳疬、气瘤、血瘤、无名肿毒等不红不痛的肿块,用桃芥软膏外敷往往会发现肿块较前缩小到令人意想不到的效果。

朱松毅经常告诫我们,临证用药不可拘泥,如脱疽一病,初起表现为阴证,病程进展又表现为半阴半阳之证,继染邪毒又可表现为阳证,既有同病异治者,亦有异病同治者,其理相通,不可不细察之。

第五章

匠心传承篇

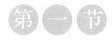

传承脉络

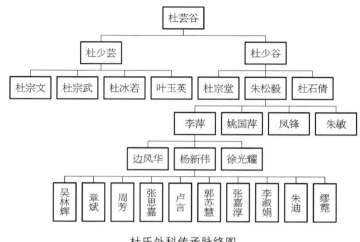

杜氏外科传承脉络图

　　自清朝年间,以杜芸谷先生在无锡的前洲石幢村创办"杜氏大药局"为开端,江南杜氏外科在江南地区传承至今已经历了 6 代,其足迹遍布无锡、常州、江阴、上海等地。杜芸谷先生以兼容并蓄的博大胸襟,融汇中医特色与西方医学的优点,行医千里,以高超的医术造福一方百姓。杜芸谷先生育有二子,其长子杜少芸,次子杜少谷,自幼追随父亲学习医术,尽得杜芸谷先生之真传。后少芸长子杜宗文、儿媳叶玉英、次子杜宗武、女儿杜冰若,少谷子杜宗堂,女儿杜石倩,女婿朱松毅等人均习杜氏中医外科之医术,作为中医外科医师,将杜氏外科的影响力逐渐扩展至整个江南地区。

　　朱松毅先生为杜氏外科嫡传杜少谷先生之嫡传弟子,也是杜先生的东床快婿,深得杜少谷先生之真传。在上海行医期间患者如云,因其高明的医术在上海地区得享盛誉。

　　朱松毅先生在进入上海市中医门诊部担任中医外科主任之后,打破门户之见,将李萍、姚国萍(1975 年进入上海市中医门诊部工作)、凤锋(1979 年 10 月由江苏省中医院调入上海市中医门诊部工作)及朱敏(朱松毅先生之女)收为弟子,悉心教导,将杜氏外科之精髓倾囊相授。

李萍在继任中医外科主任后,继续大力发展中医外科的事业,并协助朱松毅先生继承和发展杜氏外科的学术思想。此后,以朱松毅先生被评为上海市名中医为契机,以朱松毅上海市名中医工作室为载体,陆续招收边风华、杨新伟、徐光耀为杜氏外科第五代弟子和传承工作室成员。同时在李萍主任医师担任硕士研究生导师后,又招收并培养了周芳、张思嘉等研究生,作为杜氏外科第六代传人活跃在上海市及周边地区的中医外科临床工作一线。

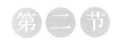

带教医案

一、痤疮(粉刺)

病案

患者20岁,4年前始发面部皮疹,未曾治疗过,先为两颊,后渐发展至前胸后背。平素嗜食甜食,常熬夜,大便较秘结,3日一行,小便偏黄。

检查:面部粟粒样丘疹,色红,少量脓头,脂性溢出较多。前胸后背亦有相似皮疹。舌尖红,苔薄薄黄,脉弦滑。

西医诊断:痤疮。

中医诊断:粉刺。

辨证:肺经风热。

治法:疏风清肺。

方药:

枇杷叶12 g	桑白皮15 g	黄芩9 g	连翘9 g
金银花15 g	生山楂30 g	生侧柏叶30 g	决明子15 g
制大黄6 g	甘草6 g		

外用:三黄止痒洗剂外涂,每日1次。

上方共服7剂,配合外用药水,面部皮疹明显好转。后随证配伍加减上方30剂,皮疹全部消散。

【讨论发言】

医生甲：目前治疗痤疮的药物很多，按传统药（中药）和现代药（西药）分类，常用的西药主要分为三大类：① 抗生素类：环丙氯地孕酮、雌激素、孕激素、螺内酯、西咪替丁、糖皮质类激素、伊诺特隆乙酸酯等；② 维A酸类：维胺脂、异维A酸、阿达帕林、他扎罗汀等；③ 抗感染药物类：氯霉素、甲硝唑、罗红霉素、盐酸美他环素、克林霉素、利福平、环丙沙星、异烟肼、西环素、米诺环素、过氧苯甲酰、四环素、克林霉素、米诺环素等。

医生乙：除使用药物治疗外，患者主要还应注意生活习惯。经常用温水、硫黄皂洗脸，皮脂较多时，可多用。不用冷水洗，以防毛孔收缩，皮脂堵塞，粉刺加重。同时忌食辛辣刺激性食物，如辣椒、酒类；少时油腻、甜食；多食新鲜蔬菜、水果，保持大便通畅。不滥用化妆品，并禁用手挤压粉刺，以免炎症扩散，愈后留下凹陷性瘢痕。

医生丙：中药治疗，要分型而治。临床最常见的有肺经风热型、肠胃湿热型、痰湿瘀滞型。上述病例即为肺经风热型，常用枇杷清肺饮加减用药。若患者皮疹红肿疼痛，或有脓疱，皮肤油腻，伴有口臭、便秘、小便黄、舌红，苔黄腻，脉滑数者，为肠胃湿热型。应以茵陈蒿汤加减。若皮疹颜色暗红，以结节、脓疱、囊肿、瘢痕为主，经久难愈，伴纳呆腹胀，舌质暗红，苔黄腻，脉弦滑者，为痰湿瘀滞型。主以二陈汤合桃红四物汤加减。

医生丁：怎样让痤疮的治疗更加合理？是单纯用西药，还是单纯用中药，亦是中西医结合？

朱松毅答：此要因人而异。若是轻度的痤疮，中药内服配合外用，嘱患者调节饮食、注意生活习惯即可见效。若是中、重度的痤疮，则要中西医结合治疗。若感染较重，可内服中西药，外涂抗生素类药膏，中医、西医皆不可偏废。

朱松毅点评：痤疮是一个容易复发的疾病，且本身病情轻重波动不定。影响痤疮的因素很多，单一治疗往往很难收到良好的效果，需要根据病情采取综合治疗。首先要让患者调整好心态，保持积极乐观的状态，面部疾病要从心而治，积极疏导为要；其次嘱咐其少吃辛辣油腻的食品及甜食，这些食品都会刺激油脂分泌增多，加重痤疮，要多吃蔬菜水果，保持大便通畅；另外，要根据患者的皮肤类型，选择合适的面部清洁剂和保湿剂，并养成良好的洗护习惯，不要过分去除油脂而不进行保护，导致皮肤过于干燥，皮肤屏障功能受损，也会在一定程度上加重痤疮。坚持在症状较轻时外用药物治疗，症状重时加口服药物控制，以缩短痤疮的自然病程，降低其发生后遗症的可能性（痘印和痘疤）。

二、湿疹（湿疮）

病案

患者双手对称性丘疹、水疱，皮肤潮红、瘙痒入院诊察。患者自述每年双手发皮疹，瘙痒难忍，夏季为重。病情时断时续，反复迁延不愈。为求进一步中医中药治疗来我院专家门诊诊治。

检查：双手背及指端掌面红斑，上附有水疱、丘疹，少量结痂、流滋，皮损边界清，双手对称。舌红，苔薄白，脉滑。

西医诊断：湿疹。

中医诊断：湿疮。

辨证：湿热蕴肤证。

治法：清热利湿止痒。

方药：

龙胆草 6 g	黄芩 9 g	栀子 9 g	泽泻 12 g
车前子 9 g	当归 8 g	生甘草 6 g	萆薢 15 g
薏苡仁 30 g	土茯苓 30 g	滑石 30 g	牡丹皮 12 g
泽泻 12 g	黄柏 12 g		

第一、第二煎饮用，第三煎加入凉开水变温浸手 15 分钟，浸后外涂青黛膏，每日 1 次。7 日后水疱逐渐消失，皮肤变平滑。继服上方，随证加减 28 剂，皮损仅留色素沉着。

【讨论发言】

医生甲：湿疮是一种常见的变态反应性、非传染性、过敏性表皮炎症，由多种内外因素引起的表皮及真皮浅层的炎症性皮肤病，一般认为与变态反应有一定关系。其临床表现具有对称性、渗出性、瘙痒性皮肤病、多形性和复发性等特点。可发生于任何年龄、任何部位、任何季节，但常在夏季加重复发或加剧，有渗出倾向，慢性病程，易反复发作。

医生乙：湿疹分为急性、亚急性、慢性。急性者发病一般较迅速，皮损呈多形性，红斑、丘疹、丘疱疹或水疱密集成片，易渗出，边缘不清，周围散在小丘疹、丘疱疹，常伴糜烂、结痂，如继发感染，可出现脓包或脓痂。自觉瘙痒。亚急性湿疹皮损较急性湿疹轻，以丘疹、结痂、鳞屑为主，仅有少量水疱及轻度糜烂。慢性湿疹表现为患处皮肤浸润肥厚，表面粗糙，呈暗红色或伴色素沉着，皮损多为局限性斑块,病程慢性,可长达数月或数年。

医生丙:本病以清热利湿止痒为主要治法。急性以清热利湿为主;慢性以养血润肤为主。外治宜用温和的药物,以免加重病情。

医生丁:湿疹分型可有湿热蕴肤证,以龙胆泻肝汤合萆薢渗湿汤加减;脾虚湿蕴证用除湿胃苓汤或参苓白术散加减;血虚风燥证用当归饮子或四物消风饮加减治疗。

医生戊:西医治疗湿疹主要运用哪些方法和药物?

朱松毅答:主要分为内服药和外用药。内服主以抗炎、止痒为目的,选用抗组胺药、镇静剂。急性期可选用钙剂、维生素C、硫代硫酸钠等静脉给药,或用普鲁卡因静脉封闭疗法。合并感染者加用抗生素。而外用药,急性期无渗液者用氧化锌油,渗出多者用3%硼酸溶液湿敷,当渗出减少时,可用糖皮质激素霜剂,可与油剂交替使用。亚急性期用糖皮质激素乳剂、糊剂。慢性期选用软膏、硬膏、涂膜剂等。而杜氏青黛膏具有清热凉血、收敛止痒的作用,在湿疹的急性期和亚急性期常常可以起到较好的治疗作用,其疗效在临床上多有验证。根据情况内外联合运用。切记,这些知识你们从事皮肤科的医师是必须掌握的。

朱松毅点评:对于本病,应尽可能地寻找患者发病或诱发加重的原因,详细了解病史、工作环境、生活习惯、思想情绪等;作过敏原检查,如皮肤点刺试验或皮内试验、特异性IgE抗体及斑贴过筛试验等,以发现可能的致敏原。同时,尽可能避免外界不良刺激,如热水洗烫、剧烈搔抓等;尽量不穿化纤贴身内衣、皮毛制品;避免食用易致敏和刺激性食物,如海鲜、辣椒、酒、咖啡等。注意保持皮肤清洁,防止皮肤感染,避免过劳、保持乐观稳定的情绪。

三、脂溢性脱发(谢顶)

 病案

患者脱发5年。近5年来,出现脱发,逐渐加重,平素油脂分泌旺盛,头屑较多、自觉搔痒剧。胃纳可,二便调。

证见前额发鬓上移及颅顶部毛发稀疏见顶,发质软而油腻,伴头屑;舌红、苔薄黄腻,脉滑。

西医诊断:脂溢性脱发。

中医诊断:谢顶。

辨证:湿热郁于头皮,复感风邪,腠理闭塞,发失所养。

治法：祛风清热化湿。

方药：

防风 9 g	蝉蜕 6 g	野菊花 6 g	牡丹皮 9 g
生地 15 g	凌霄花 9 g	茯苓 9 g	苍术 9 g
生山楂 15 g	生薏苡仁 15 g	生甘草 6 g	

上方加减服药 4 周,脱发即止。瘙痒、落屑、油脂分泌明显减少,继服 10 周直至痊愈而停药。

【讨论发言】

医生甲：脂溢性脱发俗称"谢顶",又称为脂溢性秃发、雄性秃发。是在皮脂溢出过多基础上诱发的一种脱发,常伴有头屑,头皮油腻,瘙痒明显。脂溢性脱发多发于皮脂腺分泌旺盛的男性青壮年,所以有时也称作"男性型秃发"。日久,前额两侧及头顶部毛发开始脱落,枕后及两侧颞部仍保持正常的头发。脱发的速度和范围因人而异,多数进展缓慢。女性患者头发脱落主要在头顶部,头发呈弥漫性稀少。

脂溢性脱发大致有两种表现,头皮出现较多灰白色、细小糠秕状鳞屑,弥漫分布,用手搔抓则纷纷扬扬,如雪花飘落;另一种表现为头皮皮脂腺分泌旺盛,头皮异常油腻,头发光亮,润滑,好像搽了油。这两种情况出现一段时间后,可出现头发从顶部开始逐渐脱落;脱发量时多时少,多时可瘙痒剧烈、头皮屑增多。

脂溢性脱发的发生可能与遗传因素、雄性激素、秃发局部与雄性激素代谢有关的酶的活性较高等因素有关,后者致秃发部位的睾酮转变为活性更强的二氢睾酮。这种雄性激素对秃发区的皮脂腺、毛囊细胞产生刺激,引起了脂溢性脱发的有关症状。而精神压力、"课业负担"等都可使雄性激素增多。

脂溢性脱发者大多伴有脂溢性皮炎,而脂溢性皮炎是在皮脂溢出较多部位发生的慢性炎症性皮肤病。病因不甚清楚。目前一些研究者认为本病是在皮脂溢出基础上,皮肤表面正常菌群失调,糠秕马拉色菌生长增多所致。此方中生地、牡丹皮、金银花、野菊花清热解毒;防风、蝉蜕、白鲜皮祛风止痒;苍术、生薏苡仁、地肤子、生山楂利水渗湿。辨证施治,共奏祛风清热化湿之功。

医生乙：治疗须首先注重头发保健和护理,少食刺激性食物。头发油脂较多者,应少食脂肪、甜食和辛辣刺激食物,避免饮酒,多食蔬菜、瓜果。洗头不应该太频繁,局部用药以去除油脂、减少皮屑、消炎止痒为主。

医生丙：此病壮年男性多发,且脑力劳动患者占据多数,此多因其长期缺乏锻炼,加之多思喜虑,使脏腑气机逆乱,气血失调,导致疾病发生,故在治疗过程中,应经常叮嘱患者放下思想包袱,积极锻炼身体,坚持服药。临床主要以局部治疗为主,以去脂、杀菌、消炎和止痒为原则。常用有如复方硫黄洗剂去油,抗真菌制剂如2%酮康唑洗剂洗发抗菌,0.05%地塞米松软膏外涂抗炎等。

医生丁:"发为血之余",为何此病例没有给予补血之品?

朱松毅答:此病例经过辨证为湿、热、风致邪,并不是因为血虚而发病,中医讲究辨证论治。对症下药,不能仅仅拘泥于理论。若是阴血亏损,发失濡养所致脱发,可见毛发干燥枯焦脱落,舌淡苔薄之象。此时即要加上当归、赤芍、白芍、熟地、何首乌、川芎等补血养血敛阴之品。

朱松毅点评:人体的局部于整体是辩证的统一,人体某一局部区域内的病理变化往往与全身脏腑、气血、阴阳的盛衰有关。故治疗局部的病变,必须本着"治病必求于本"的原则,进行分型证治,以调节机体的平衡。风热挟湿型的患者多属湿热之体或由于过食辛辣厚味,肠胃蕴湿积热,复受风邪侵袭,风湿热邪郁于头皮致使头发油脂分泌旺盛。针对病因,嘱患者少食辛辣油腻之品,多食新鲜蔬果,同时配合中药内服,必收佳效。若因各种原因不能坚持服药者,可予单纯外用浸剂涂搽。如外涂生发搽剂或斑蝥、生姜性温味辛之品,其具有发散、行气、活血的作用,促进毛发生长;侧柏叶外用有止痒之功,可治疗脂溢性皮炎,并可减少头发脱落。也可用冰硼散溻渍治疗,这样头皮的油脂分泌与瘙痒会明显减轻,继而为新发的生长提供良好的头皮环境。

四、银屑病(白疕)

 病案

患者曾因此疾多处就诊,均诊断为寻常型银屑病,为时8年,久治不愈,现来就诊,见四肢红斑散布,尤以两小腿红斑隆起,痒剧,无明显银屑可见,搔抓后有薄膜及针尖样出血点,大便正常,舌质淡红苔薄腻、脉细弦。

西医诊断:银屑病。

中医诊断:白疕。

辨证:血热蕴毒证。

治法:凉血解毒,祛风止痒。

方药:

| 白花蛇舌草30 g | 水牛角片30 g | 半枝莲30 g | 生栀子12 g |
| 黄芩12 g | 川黄柏15 g | 防风12 g | 羊蹄根15 g |

白茅根 30 g   土茯苓 30 g   白鲜皮 15 g   蛇床子 15 g

乌梢蛇 15 g   生薏苡仁 30 g

共 14 剂，每日 1 剂，分 2 次煎 300 mL，口服。

药后下肢皮损有见淡，两肘部粗厚不红，躯干皮疹，痒轻，舌质偏红苔薄白、脉细。按上方继服，加牡丹皮 15 g。

【讨论发言】

医生甲：银屑病是一种常见的慢性炎症性皮肤病。它属于多基因遗传的疾病，可由多种激发因素，如创伤、感染、药物等都可能在易感个体中诱发该病。其病生理机制主要为表皮增生分化的异常和免疫系统的激活。

医生乙：银屑病俗称"牛皮癣"，中医学称之为"白疕"，又有"松皮癣""干癣"等病名，以"肤如疹疥，色白而痒，搔起白皮"得名。隋《诸病源候论》云："干癣，但有匡郭，皮枯索痒，搔之白屑出是也。"清初《外科大成》"白疕"候曰："皮肤燥痒，起如疹疥而色白，搔之屑起，渐至肢体枯燥坼裂，血出痛楚，十指间皮厚而莫能搔痒。"《医宗金鉴》"松皮癣"候曰："癣疮，其名有久，一曰干癣，搔痒即起白屑，索然凋枯……五曰松皮癣，状如苍松之皮，红白斑点相连，时时作痒。"

医生丙：银屑病的发病因素有① 感染：尤其是细菌感染，可以诱发或加重银屑病。45％的银屑病患者中可以找到诱发感染。链球菌感染，尤其咽炎是最常见的诱因。② 内分泌：低血钙是泛发型脓疱型银屑病的一个诱因。③ 神经精神压力：精神压力和银屑病的关系已经非常明确，它既可以诱使银屑病发病，也可以加重已有的银屑病。④ 药物：锂制剂、干扰素、β-受体阻滞剂和抗疟药可以使银屑病加重。激素快速减量可以造成银屑病泛发或导致脓疱型银屑病。⑤ 肥胖、饮酒过度和吸烟均被报道和银屑病相关。

医生丁：对寻常型银屑病的治疗遵循的原则和方法是什么？

朱松毅答：轻度银屑病外用药治疗为主，可考虑光疗，必要时内用药治疗，但是必须考虑可能的药物不良反应。主要有糖皮质激素、焦油、蒽林、维生素 D_3 类似物等。中重度银屑病：紫外线、光化学疗法、甲氨蝶呤、环孢素、维 A 酸类、生物制剂、联合治疗。对于慢性期的患者，可用温泉水浴疗法。

朱松毅点评：采用循证医学的方法，将银屑病的临床表现和中医的辨证辨病相结合，归纳主要的几个中医证型、治疗原则和中药。① 血热风盛型：治则为清热凉血去风，方用凉血四物汤和消风散加减。② 血瘀肌肤型：治则为活血化瘀，方用活血逐瘀汤加减。③ 血虚风燥型：治则为养血去风，方用当归饮子和四物汤加减。④ 湿热蕴藉型：治则为清热利湿，方用萆薢渗湿汤加减。⑤ 火毒炽盛型：治则为泻火解毒，方用黄连解毒汤合五味消毒饮。⑥ 风湿阻络型：治则为祛风化湿、活血通络，方用独活寄生汤和三藤加减。⑦ 热毒伤阴型：治则为清热解毒、养阴凉血，方用清营汤和生脉饮加减。

五、鱼鳞病(蛇皮病)

 病案

李华，女，36 岁。

有鱼鳞病史，皮肤明显增厚，另两手指及手掌粗糙及深褐色斑片有痒，足背部有褐色斑疹点，未及明显瘙痒，舌质淡苔薄白、脉细弦。

西医诊断：鱼鳞病。

中医诊断：蛇皮病。

辨证：血虚风燥证。

治法：养血祛风止痒。

方药：

白茅根 30 g	牡丹皮 12 g	蝉蜕 6 g	防风 12 g
苦参 12 g	地肤子 12 g	白鲜皮 15 g	蛇床子 15 g
乌梢蛇 15 g	赤芍 15 g	生甘草 6 g	羊蹄根 15 g

共 14 剂，每日 1 剂，分 2 次煎 300 mL，口服。

1 个月药后手掌两侧局限性斑状粗厚，手臂见光，两小腿鱼鳞药后未见白屑，舌脉平。

【讨论发言】

医生甲：按发病机制，鱼鳞病可分为遗传性和获得性两大类。遗传性鱼鳞病通常由角质细胞分化和表皮屏障功能相关基因突变引起。获得性鱼鳞病病因复杂多样，任何影响角质层形成和分解过程中关键代谢酶活性的因素均可能导致获得性鱼鳞病的发生，特别是影响丝聚合蛋白的合成和代谢过程的因素，其中最为常见的为系统性恶性肿瘤，特别是霍奇金病。某些自身免疫性疾病、HIV感染、营养缺乏以及一些影响胆固醇代谢的药物也可引发获得性鱼鳞病。

医生乙：寻常型鱼鳞病通常在出生几个月后出现皮肤干燥及轻到中度的脱屑。也可见到幼童时期才发病的迟发性寻常型鱼鳞病患者，由于腹股沟和屈侧部位潮湿而无皮损。该病多累及小腿伸侧，鳞屑较大，中央固着，周边翘起。常见皮纹加深。病情严重时，鳞屑可波及躯干、头皮、前额和面颊部位，可伴有瘙痒。

医生丙：治疗的目的是通过润肤剂和角质软化剂的持续应用使鳞屑减少，有证据表明含有神经酰胺的脂质乳膏治疗有效。含有尿素和角质松解剂的制剂如α-羟基酸、乳酸和水杨酸有效，须注意防止水杨酸中毒。局部应用维甲酸有效，但可引起皮肤刺激。维生素D类药物无效。系统使用阿维A或异维A有治疗效果，但副作用较明显。保湿清洁剂和保湿剂有助于治疗。

医生丁：中医如何治疗鱼鳞病？

朱松毅答：鱼鳞病主要因先天不足所致。临床证型分为血虚风燥和瘀血阻滞型。前者可用十全大补汤加减，后者可服用血府逐瘀汤加减化裁。内服基础上配以杏仁、桃仁、当归、香油等滋润药物煎汤外洗或制成药膏外涂，效果尤佳。

朱松毅点评：鱼鳞病属于遗传性疾病，不管是西医还是中医，临床主要还是以改善局部症状为主。西药主要为调节角质代谢的维A酸类药、疏松角质的水杨酸类药以及滋润性质的含尿素类药膏。中医则可遵循辨证论治的原则，内外治同时进行，并重视外治的局部作用，切记一定要提醒患者，使用一切手段保湿、保湿、再保湿，防重于治。

六、黄褐斑（黧黑斑）

病案

患者，女，38岁。

患者面部黄褐斑发病3～4年。平素情志不畅，烦躁易怒。刻诊：面色晦滞，面部色斑分布较广，边界较清晰，色黄褐与深褐，以颧部为甚，蝴蝶状。并见舌胖苔薄，边有瘀点，脉细弦。

西医诊断：黄褐斑。

中医诊断：黧黑斑。

辨证：肝气失疏，气血凝滞，腠理郁闭所致。

治法：疏肝理气，活血化瘀以消斑。

方药：

软柴胡 6 g	当归尾 10 g	炒赤芍 10 g	炒白芍 10 g
大红花 6 g	桃仁泥 12 g	紫丹参 12 g	鸡血藤 12 g
大川芎 6 g	生地黄 15 g	熟地黄 15 g	泽兰叶 12 g
炙甘草 6 g	陈皮 6 g		

共 14 剂,每日 1 剂,分 2 次煎 300 mL,口服。

诊治 3 个月,色素明显见淡,面色亦见润泽。

【讨论发言】

医生甲:中医外科教科书认为,面部黄褐斑属于面部色素增生,即面部皮肤暗滞呈黄褐色的花纹状。其临床特点是色斑对称分布,形状不规则,边界清除,无自觉症状,日晒后可加重。

医生乙:常见于孕妇或经血不调的妇女,男性亦可见。孕妇多始于孕后 2～5 个月,部分患者分娩后消退。对称发生于颜面,尤以两颊、额部、鼻、唇等处多见;皮损为淡褐色至深褐色、淡黑色斑片,大小不等,形状各异,孤立散在或融合成片,边缘较明显,多呈蝴蝶状。无自觉症状,慢性经过。

医生丙:本病可与雀斑相鉴别,雀斑多皮疹分散而不融合,斑点较小,且冬重夏轻或消失多伴有家族史,可资鉴别。同时本病还要与黑变病相鉴别,中医学认为,凡皮肤上出现点状、网状、片状、地图状的黑斑,平齐于皮肤,抚之不碍手者,都可归属为"黧黑斑""面尘""黑瘖"范畴,本病与肝、脾、肾三脏关系密切。黑色斑片常对称分布于颜面、前额、两颧,也可累及上唇,界限明显,压之不褪色。由此可资鉴别。

医生丁:治疗上,老先生多运用活血化瘀法治疗本病。概因久病伤营,营卫失调,气滞血瘀,面失所养。多用当归、红花、红藤、败酱草等活血之品,若见肝失疏泄之证,加以柴胡、白芍、郁金,养肝调肝。

朱松毅点评:本病多与肝、脾、肾三脏相关,气血不能上荣于面为其主要病机。而西医多认为本病的发病原因不明确,多数与内分泌失调有关,体内雄激素和孕激素增多,刺激局部黑素增加。本病尤须嘱患者注意饮食,多食含维生素 C 的蔬菜、水果,忌食辛辣、烟酒以及腐败腌制食物。另外,早睡早起,保持好心情,做好防晒很重要。

七、激素依赖性皮炎(面游风)

病案

夏某,女,44 岁,2012 年 3 月 6 日初诊。

患者主诉 8 年前面部出现皮疹,起初是因使用化妆品产生皮炎,夏重冬轻,曾于外院静注、外涂地塞米松等激素药症情控制,停药即发,反复不愈,遂来就诊。刻下:自感皮肤灼热、刺痛、瘙痒、干绷。大便干,小便黄,夜寐尚安。

症见：面部红斑，丘疹，少量脓疱，毛细血管扩张，皮肤干燥，皮温升高，舌红苔黄腻，脉弦滑。

西医诊断：激素依赖性皮炎。

中医诊断：面游风。

辨证：血热毒盛。

治法：清热解毒。

方药：中药清热解毒方。

荆芥 9 g	防风 9 g	白蒺藜 9 g	白蔹 9 g
白鲜皮 9 g	地骨皮 9 g	浮萍 9 g	紫草 9 g
水牛角粉 3 g(分吞)		地肤子 9 g	蛇床子 9 g
珍珠母 30 g	磁石 30 g	炙甘草 6 g	

温水冲 400 mL，分 2 次早晚饭后半小时服用。外用青黛膏(主要成分青黛、石膏等)早晚薄涂面部。

1 周后复诊，患者面部丘疹明显消退，面部皮温较前下降，红斑、瘙痒减轻，舌质仍偏红，苔薄腻。予原方加乌梅、姜半夏、炒竹茹各一包×14 剂，外用药同前。2 周后复诊，丘疹消退，红斑瘙痒减轻，中药按原方×14 剂。依照上法治疗 3 个月，叮嘱其一定做好防晒、避热、保湿，不化妆、保护皮肤屏障，患者未再复诊，电话随访，诉病愈。

【讨论发言】

医生甲：面部激素依赖性皮炎是近年来较常见的皮肤病，多因患者出现皮肤病，自行至药店或网购激素类药膏，或经非皮肤科医生盲目用药，或者急于求成滥用含激素化妆品引起。由于局部不规范使用糖皮质激素制剂导致的原发皮损对激素的依赖，以及由于这种依赖性迫使患者长期使用激素引起的皮肤炎症性损害。本病虽病因明确，但病机不明，以致治疗仍困难，且目前尚无特效的治疗方法。

医生乙：激素依赖性皮炎，为外用糖皮质激素后抑制了原发皮肤疾患，但停用糖皮质激素后又出现炎性皮损，需反复使用糖皮质激素以控制症状并逐渐加重的一种皮炎。表现为长期外用糖皮质激素后，原治疗部位又发生鲜红色红斑、表面光滑、皮纹消失、毛细血管扩张、丘疹、皮肤干燥、脱屑、龟裂、结痂等症状。自觉刺痛、灼热或肿胀感。目前西医治疗包括内服抗炎、抗过敏药物，激素替代治疗，外用药物钙调磷酸酶抑制剂、皮肤修复剂，光子激光治疗等，但至今尚无特效。个人认为，中医中药可以在这方面进行深入研究与治疗。

医生丙：老先生认为此病应属中医"药毒"范畴，多因素体血热内蕴，外用温热燥烈之品，致毒热外侵皮毛，蕴结腠理，以致气血瘀滞，气营两燔，故见面红肿热，灼热痒痛；肺主皮毛，外结药毒，内壅肺胃，故见面部丘疹、脓疱；此病患者多心情抑郁、焦虑，肝郁化火，或毒郁日久，入里伤阴，营阴受损，气血不荣，可见斑疹隐隐，脱屑瘙痒。

医生丁：此外中医认为头面属阳，风为阳邪，易袭阳位，故药毒多与风邪相合为患。总结其病因病机，不外乎风、热、毒、瘀、虚为患，且以热为主，阻滞面部经脉气血，以致出现诸症。

医生戊：老先生拟方以祛风、清热、凉血为基础，再根据证型辨证加减。主方中荆芥、防风性辛温，祛风止痒，宣散疹毒；乌蛇性平入肝，善走穿窜剔，又能止痒；珍珠母、磁石、钩藤、白蒺藜平肝潜阳、重镇止痒；地骨皮、白薇、银柴胡清热凉血，生地甘苦寒，质柔润，入心肝血分，既善清热凉血，又能养阴生津；紫草凉血活血透疹，清热凉血；浮萍、白鲜皮、地肤子、蛇床子祛湿止痒，共同为佐，甘草调和诸药。

医生己：老先生往往在内治的同时，根据辨证配合中药药膏外用，两者结合，疗效确切。青黛膏具清热解毒，收湿止痒，用于热毒火盛之证；黛柏膏善清热解毒，止痒收敛，膏中黄柏尚可清虚热，用于阴虚火旺证；黄柏霜为水包油制剂较之润而不油腻，用于血虚风燥证之缺水多油肌肤。中药内服与外用相结合，相得益彰。

朱松毅点评：我常将此病分为血热毒盛、阴虚火旺、血虚风燥三型，治疗上分别以清热解毒、养阴凉血、养血消风为主要原则进行辨证论治；因患病部位在面部，位置在上，多配合平肝潜阳等沉降之剂。诸药配伍，相得益彰，往往事半功倍。

八、Sweet 综合征（风毒肿）

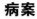 **病案**

患者，男，57 岁。

患者于 2011 年疑因反复上呼吸道感染后，颈部、前臂、面部遂见以红斑、结节为主的皮疹，大小不等，初起不以为意，未规范治疗。后皮损日剧，2011 年 8 月至某医院进行诊治，运用糖皮质激素等药物治疗后仍反复发作。2013 年 1 月 30 日在某医院住院治疗，住院期间口服活血合剂等治疗后皮疹好转，但皮疹仍然反复发作。2013 年 6 月 3 日至我院门诊就诊,诉 2 周以来左前臂红斑、结节不断变大加重,皮疹处自觉干绷作胀,时有烧灼感及瘙痒,患处无明显压痛。患者发病以来,无关节疼痛,饮食、睡眠、大便时有干结,小便黄。既往体健,否认高血压、糖尿病、肝炎等慢性病及其他系统免疫性疾病。查体:面部脂性溢出较多、毛孔粗大,面部、颈部、双上肢见数个大小不一的红斑、结节。舌偏红、苔薄白,脉弦细。

辅检:某医院皮肤组织病理报告单(2012 年 8 月 1 日)示左前臂真皮浅中部致密以嗜中性粒细胞为主炎症细胞浸润,并伴有血管受损及核尘,胶原轻度变性增生,符合 Sweet 综合征的诊断。

体格检查:我院门诊(2013 年 6 月 3 日),体温 36.8℃,心率 75 次,余未见明显异常。专科检查:见面部红斑,双侧颈部水肿性红斑、结节,左前臂近腕侧主要见一直径约 4 cm 大小的水肿性钱币状结节,隆起高出正常皮肤,厚度向中央递减,边界清楚,内有细碎糠状鳞屑。右臂见散在大小不等的红斑、结节及色素沉着印,部分出现假水疱样皮损,口腔黏膜未见明显损害。患者除皮肤表现外,尚患有胆囊息肉、左肾囊肿、前列腺增生等病史。

西医诊断:Sweet 综合征。

中医诊断:风毒肿。

辨证:风热夹湿,结聚肌表。

治法:祛散风热毒邪,清热养阴扶正。

方药:

荆芥炭 9 g	防风炭 9 g	蝉蜕 3 g	牛蒡子 12 g
白鲜皮 15 g	蛇舌草 15 g	牡丹皮 15 g	大赤芍 9 g
紫草 9 g	栀子炭 9 g	大生地 15 g	熟地 15 g
肥知母 9 g	黄柏 9 g	滑石 9 g	生薏苡仁 30 g
生甘草 9 g			

每日 1 剂,分早晚饭后温服。

二诊:药后 2 周,患者肿消热退,诸症悉减,面色稍润,舌红苔薄白,脉弦。

上方去熟地、生薏苡仁、白鲜皮,加生槐米 9 g、金银花 9 g、仙鹤草 30 g、乌蔹莓 9 g、乌梅 6 g、蜀羊泉 15 g 等药,继续服用 1 周。

三诊:上方去赤芍、炙甘草、滑石,加青黛 9 g。

四诊:上方药后 2 周,患者面色华而正气实,营分热邪已衰,赤肿消退,舌淡红苔薄白,脉微弦。治以清热解毒、疏风凉血透疹。

方药：

荆芥 9 g	防风 9 g	生黄芪 30 g	蝉蜕 6 g
干蟾 2 g	金银花炭 9 g	连翘 9 g	大青叶 15 g
牡丹皮 9 g	紫草 9 g	生槐米 9 g	茜草 9 g
白鲜皮 9 g	浮萍 9 g	苦参 9 g	生地 30 g
知母 9 g	黄柏 9 g	仙鹤草 15 g	滑石 9 g
甘草 15 g	水牛角 30 g		

治疗至 7 月 29 日为止，皮损大部分消退，原皮损处遗留少数暗红色斑及色素沉着。患者对疗效满意，嘱其门诊随访。

本例患者中医治疗约 2 个月，疗效显著，随访至今未见复发。

【讨论发言】

医生甲：Sweet 综合征又名急性发热性嗜中性皮病，1964 年由 Robert Douglas Sweet 提出，以发热，四肢、面、颈部有疼痛性红色丘疹、斑块或结节，组织病理见真皮有密集的中性粒细胞浸润，末梢血中中性粒细胞增多为主要特点，女性较为多发。本病除了皮损表现外尚可累及黏膜、肌肉、内脏各器官、骨骼、骨髓、中枢神经系统，并造成损害。本病发病机制仍未完全阐明，目前研究表明，本病病因可能与感染、自身免疫、炎症反应、肿瘤或药物有关。

医生乙：目前西医治疗本病的主要手段主要是全身应用糖皮质激素，另外碘化钾和秋水仙素也是治疗本病的第一线药物，其他报告有效的药物有雷公藤、吲哚美辛、苯丁酸氮芥、氯苯吩嗪、环磷酰胺、环孢素、氨苯砜、维 A 酸、干扰素-α2、萘普生等，但不属于首选药物。而糖皮质激素及免疫抑制剂具有相关不良反应及复发率高的缺点，故中医药治疗此病有疗效显著、提高患者生活质量、副作用低等优点。

医生丙：王魁亮认为此病类似属中医"腿游风""风毒肿"等范畴。《诸病源候论·风病诸候·风毒肿》曰："风毒肿者，其先赤肿飚热，肿上先浆，如火灼是也。"《备急千金要方·卷二十二·瘭第六》曰："瘭者，肉中忽生电子如豆粒，小者如黍粟，剧痛者如梅李，或赤或黑……同上之应心，根深主肌，经久便四面悉肿泡，黯然紫黑色。"

医生丁：《医宗金鉴·外科心法要诀·腿游风》曰："此证忽生赤肿，形如堆云，焮热疼痛，由荣卫风热相搏，结滞而成。"方药可选《疡科心得集》萆薢渗湿汤和萆薢化毒汤合《外壳真论》五神汤化裁，取其清热利湿、凉血解毒之功。

医生戊：方中以荆芥炭、防风炭、蝉蜕、牛蒡子、白鲜皮疏散风邪，通滞而散结,使营血分之热毒透解外出,起到祛风止痒之功;白花蛇舌草清热解毒,牡丹皮、赤芍凉血活血散瘀,令肿胀消退;紫草、栀子炭凉血透疹;病久伤阴,故加生地、熟地、知母、黄柏、滑石养阴兼以清热,薏苡仁养胃气,甘草清热解毒,调和诸药。其间进行中药加减治疗6周后,患者正气已充,邪亦衰其半,易方治以清热解毒、疏风凉血透疹。方中更用荆芥、防风疏散风热,与金银花炭、连翘共奏清热解毒之功,合水牛角以增凉血解毒之效,生黄芪以益气透疹,仙鹤草、干蟾解毒消肿。

朱松毅点评:我认为本病像"火丹毒",可归属于"丹"的范畴,其发病多是由于风热伤肺,湿热内蕴而成,中医外科的阳证临床主要以风热证及湿热证进行辨证施治。此案中患者身上毒肿乃因风热夹湿,结聚肌表而成,又因久用激素、活血药物损伤阴血,故整体上看治疗应以祛散风热毒邪,佐以清热养阴扶正之大法。药证相合,顽疾可愈。

九、急性颈淋巴结炎(颈痈)

病案

患者,男,10岁,左侧颌下结块肿痛8日,初起体温42℃,外院静脉滴注青霉素1周后热退,但肿势反增大,自觉疼痛作胀,伴胃纳欠佳,二便调。

诊见:左侧颌下肿块鹅卵大,边界清晰,质实,活动度可,皮色微红,触痛明显,咽后壁充血,扁桃体Ⅱ度肿大。舌尖红、苔薄,脉滑数。

西医诊断:急性颈淋巴结炎。

中医诊断:颈痈。

辨证:外感风温,痰火凝聚。

治法:疏风清热,化痰消肿。

方药:

荆芥6g	熟牛蒡6g	夏枯草12g	苦桔梗6g
制僵蚕6g	生栀子9g	金银花9g	连翘9g
黄芩9g	薄荷(后下)3g		

7剂,每日1剂,分早晚饭后温服。

局部厚敷冰砂软膏,每日一换。

进7剂后,结块明显缩小,红色转淡,疼痛减轻。守原法续进3剂后,肿势完全消退,无疼痛,结块未消。原方去生栀子、薄荷,加玄参9g、苦杏仁6g、海藻

9 g,巩固 7 剂痊愈。

【讨论发言】

医生甲：颈项淋巴结肿大是常见病、多发病。西医治疗多使用各种抗生素，此患发热者应用后，能缓解高热，但对结块的消散，有时疗效则不显著，且易形成僵块。因为抗生素只能起到控制感染的作用。而中医药治疗本病效果确属可靠。本病如能在发病初期或肿块未成脓时就诊，应用中药大多能消散。亦有成脓者，应用清热解毒之剂后而取得消散的病例。老先生对于此病的治疗经验丰富，远名海内外，我们需要以时不我待的精神，好好钻研学习。

医生乙：风、热、痰是发生肿块的病原，疏风清热化痰是散结有效措施。古方今用，辨证论治，对本病的消散确能应手而愈。但本病溃脓后，如气血虚弱，纳呆少食者，清解苦寒药不宜久用，治当益气滋阴，调理健脾。《外科正宗》陈氏云："盖托里则气血壮而脾胃盛，使脓秽自排，毒气自解，死肉自溃，新肉自生，饮食自进，创口自敛。"对此临床体会较深，凡溃后的病例，重视脾胃辨证运用，其愈合期定能明显缩短，体力恢复亦速。

医生丙：对已成脓的病例，须行切开手术。但起开排脓的时相选择上，必须要慎重，灵活掌握。

医生丁：对此病，是外治重于内治，还是内治重于外治？

朱松毅答：外治法在疮疡的治疗中有其重要作用，《外科正宗》陈氏序言中指出："治外较难于治内，内之证或不及其外，外之证则必根于内也。"在论治本病时，内外同治，其义尤深。

朱松毅点评：对于颈淋巴结炎，如在肿块消散和成脓透托时外用冰砂软膏，具有清热解毒、消肿止痛之功；若肿块溃破，但疮口过小，脓水不易排出，则需用三仙丹药线引流，有提脓祛腐之力；脓尽用白玉膏有生肌收口之功。用药线引流以及药粉的提脓拔毒，有其特殊优点，能达到引流畅、痛苦少、愈合快的目的，同时创口愈合后瘢痕小或无瘢痕，不影响美观。但仍需指出，在创口脓尽，流出黄稠黏液时，应及时停用药线，其愈合指日可待，否则将拖延创口愈合日期。

十、急性乳腺炎(乳痈)

 病案

患者,女,30 岁。

哺乳期 10 个月，3 日前因左乳结块位于外侧占位大半，疼痛，哺乳时尤甚。体温 39℃。

检查：左乳外侧肿胀结块，如鹅蛋大小，质实，边界清晰，皮色如常，触痛明显，排乳欠畅；舌质偏红，苔薄白，脉细弦数。

西医诊断：急性乳腺炎。

中医诊断：乳痈。

辨证：气滞热甚，血瘀闭阻。

治法：清热解毒，凉血消瘀。

方药：

水牛角片 30 g（先煎）　　蒲公英 30 g　　生栀子 15 g

金银花 15 g　　连翘 15 g　　黄芩 15 g　　王不留行 15 g

路路通 15 g　　牛蒡子 15 g　　牡丹皮 15 g

3 剂，每日 1 剂，分早晚饭后温服。

外治疗法：冰砂软膏每日 1 次外敷。

患者反馈 4 剂药后，左乳外侧肿块已明显变软，压痛已无，舌质红、苔薄白，脉细弦。

上方再加生栀子 15 g、紫花地丁 15 g、赤芍 15 g，继续予 7 剂内服，继以冰砂软膏外敷，后肿块消除。

【讨论发言】

医生甲：乳痈常发生于产后的妇女，乳汁郁积是最常见的原因，哺乳不当或乳汁多而少引或断乳不当，均可导致乳汁郁积，乳络阻塞结块，郁久易化热而成脓。

医生乙：对于乳痈的治疗，以消为贵。郁滞者以通为主，成脓者则宜彻底排脓为要。对并发脓毒败血症者，应及时采用中西医结合治疗法，不宜偏废。

医生丙：乳痈气滞热甚者主以瓜蒌牛蒡汤加减；乳汁壅滞者，加王不留行、路路通、漏芦等；肿块明显者，加当归、赤芍、桃仁等；热重者加石膏、知母等；成脓时宜用透脓散或托里透脓散；口渴者加天花粉、鲜芦根等。

医生丁：如何预防乳痈？

朱松毅答：妊娠 5 个月后，经常用温开水或肥皂水洗净乳头。乳头内陷者，可经常提拉矫正。乳母保持心情舒畅，情绪稳定。忌食辛辣炙煿之物，不过食肥甘厚腻之品。保持乳头清洁，不让婴儿含乳而睡，注意乳儿口腔清洁；要定时哺乳还应将乳汁吸空，如有积滞，可按摩或用吸奶器帮助排出乳汁。断乳时应先逐步减少哺乳时间和次数,再行断乳。

朱松毅点评:哺乳期妇女首先要做好预防措施,确实患乳痈后要早治疗,初期宜用消法,成脓期宜用切开排脓法,溃脓后则要视情况采用提脓拔毒或生肌收口之法。最不宜延误治疗,造成更大的损伤。

十一、甲状腺腺瘤(肉瘿)

 病案1

汪某,男,68岁。

患者于就诊4日前突然发现颈右侧有一肿块5 cm×4 cm,光滑而有弹性,随吞咽动作而上下活动,某外院同位素扫描为甲状腺"温结节"。诊断为甲状腺腺瘤。患者伴有心烦易怒,口苦,二便调。

检查:前颈偏右触及一肿块,皮色如常,约5 cm×4 cm,光滑而有弹性,随吞咽动作而上下活动,无压痛。苔薄腻、舌质偏红,脉弦滑。未见突眼及闭眼手抖症。

西医诊断:甲状腺腺瘤。

中医诊断:肉瘿。

辨证:肝气郁结,痰浊凝聚。

治法:疏肝理气,化痰散结。

方药:

柴胡6 g	赤芍10 g	白芍10 g	制香附10 g
青木香10 g	夏枯草15 g	黄药子15 g	陈皮10 g
浮海石(先)30 g	海藻15 g	昆布10 g	炙山甲10 g
生牡蛎(先)30 g			

上方连服21剂,即见肿块转软,以后继服药半年,肿块消失,但患者尚有发音欠响,随以益气养阴,化痰之品巩固疗效。

【讨论发言】

医生甲:此方中柴胡、香附、木香、陈皮疏肝理气,夏枯草、黄药子清热解毒、凉血消肿,海藻、昆布、牡蛎、山甲软坚散结,诸药合用,共奏疏肝理气、化痰散结之效。

医生乙:理气之品多用则耗血,白芍、赤芍合用,平肝消瘿的同时可起到养血敛阴的作用,气血通达,病处易消。

医生丙：《诸病源候论》有"瘿者,由忧恚气结所生"之说,其多因肝气郁结而起,所以在治疗时,应重用疏肝理气之药,兼顾对症治疗,此为治疗之原则。

医生丁：甲状腺腺瘤的诊断主要根据病史、体检、同位素扫描及B超声等检查确定。但甲状腺腺瘤应还需与其他甲状腺结节相鉴别,以免漏诊与误诊。

甲状腺腺瘤与结节性甲状腺肿的单发结节在临床上可以以下两点鉴别参考:① 甲状腺腺瘤经多年仍保持单发,结节性甲状腺肿的单发结节经一段时间后,多变为多个多节。② 术中两者区别明显,腺瘤有完整包膜,周围组织正常,界限分明;结节性甲状腺肿单发结节则无完整包膜,且周围甲状腺组织不正常。

医生戊：瘿在古代文献中,根据其临床表现以及与五脏的配属关系,分为五瘿:筋瘿、血瘿、肉瘿、气瘿、石瘿。如宋代陈无择的《三因极一病证方论·卷十五·瘿瘤证治》中载:"坚硬不可移者曰石瘿,皮色不变者曰肉瘿……随喜怒消长者曰气瘿。"由于情志抑郁,肝失调达,遂使气滞血瘀;肝旺侮脾,脾失健运,饮食入胃,不能化生精微,形成痰浊内蕴。气滞、血瘀、湿痰留注于任、督,汇集于结喉,聚而成形,遂成本病。治疗上一般多采用内治法,以理气解郁、化痰软坚为主。

朱松毅点评:古代医籍即认为瘿之发生与情志关系密切。同时,瘿的病位,在颈前结喉两侧,与任、督二脉有关,而任督二脉皆系于肝肾。因此,在治疗这一类疾病时,从肝着手,在疏肝理气的同时,辅以化痰软坚之品,取效较好。本人经验,对于甲状腺之肿块,不红不痛可以外敷桃芥软膏,不红按之微痛者外敷冰桃软膏,各位学生不妨一试,会有意想不到的结果。切记,中医外科疾病,一定不要忽视外治,内外结合,相得益彰。

病案 2

王某,女,48岁。

此妇人适逢七七之年,天癸将截,自诉近年来颈前胀痛不适,胸胁满闷、心悸不舒,胃纳不香,夜寐多梦。4个月前体格检查时发现颈前右侧有一肿块,经由某医院同位素扫描检查为"甲状腺温结节",拟诊"甲状腺腺瘤",因忌惮手术风险遂求中医论治。

诊见:情志郁郁不畅,形体瘦弱,面色少华,对答声低气怯,颈前右侧扪及鸡卵大小肿物,皮色如常,边缘光滑,块质较硬,随吞咽动作活动,压之微痛不适;舌淡白、苔薄白,脉细滑。血检甲状腺功能(一)。

西医诊断:甲状腺腺瘤。

中医诊断：肉瘿。

辨证：肝气郁结，痰湿内生。

治法：理气活血，化痰散结。

方药：

海藻花 15 g	海昆布 12 g	全当归 10 g	酒川芎 10 g
广陈皮 6 g	生白芍 10 g	软柴胡 6 g	八月札 10 g
制香附 10 g	毛莪术 10 g	红花草 10 g	川赤芍 10 g
黄药子 15 g	夏枯草 15 g	炙远志 6 g	夜交藤 30 g

上药 30 剂，配合冰桃软膏外敷，胀痛自消，肿块渐小，胸闷心悸见好，纳香寐安，方去柴胡、川芎续进 30 剂，改敷桃芥软膏外敷，肿块缩至蚕豆大小，随证加用核桃仁 30 g、炒丹参 12 g、醋三棱 10 g 等活血化瘀之品，及海浮石 15 g、海蛤壳 15 g、生牡蛎 30 g 等软坚散结之药，调治半年，肿物全消，随访数载，未曾复发。

【讨论发言】

医生甲：本病尤以女性多发，概因女子多愁善感，忧思过度以致肝气郁结，痰湿内生，气血壅滞结于颈项两侧发为"肉瘿"，故当以理气活血、化痰散结为治疗大法。

医生乙：海藻玉壶汤为《外科正宗》治疗瘿瘤之经典方剂。本方以海藻玉壶汤加减为底方，加用八月札理气活血止痛，制香附、毛莪术、生白芍、软柴胡疏肝行气，红花草、川赤芍活血化瘀，黄药子、夏枯草消肿散结，炙远志、夜交藤交通心肾，安神益智。

医生丙：《诸病源候论·瘿候》曰："瘿者，由忧恚气结所生。"老先生在治疗本病时候还常选用柴胡、香附、郁金、延胡索、川楝子一类药物，虽然平淡常见，但因该类药直入肝经，疏肝理气效果甚佳，治病求本故往往收效甚佳。

医生丁：在软坚散结、祛湿化痰的同时，老先生十分注重调畅气机，活血散瘀。故方中选用了当归、川芎、赤芍等活血化瘀药，莪术、香附、陈皮等疏肝理气药，以求气行血活，去瘀生新，正所谓"血行则肿块自除""气行则肿痛自散"。

医生戊：在治疗本病过程中该更重视内治法还是外治法？

朱松毅点评："外治之理即内治之理，外治之药亦即内治之药，所异者法耳。"本病多为情志抑郁，肝失条达，遂使气滞血瘀；肝旺侮脾，脾失健运，饮食入胃，不能化生精微，形成痰浊内蕴。气滞、血瘀、湿痰留下注于任督二脉，汇集于结喉，聚而成形，遂成本病。治疗上一般多采用内治法，以理气解郁、化痰软坚为主。外治法治疗本病运用外用药物时应随证灵活选取。冰砂软膏可治红肿热痛的急性炎症,取清热解毒、消肿散结之功;以桃芥软膏活血散结治结块不红不痛者;四虎膏治表皮不红不痛之结核;冰桃软膏治半表半里之肿块。本案先以冰砂软膏(药物:冰片、青黛、熟石膏等)消肿止痛,继以桃芥软膏(药物:桃仁、白芥子、当归、细辛、乳香、没药等)和营活血,消肿散结。

十二、乳腺增生(乳癖)

 病案

患者,女,30岁。

患者于某院钼靶检查诊断为双侧乳房小叶增生,每于经前两乳胀痛(左侧为甚),且有胸闷胁胀,发病已10年。

检查:双侧乳房扪及大小不等扁圆状结块,质中,能推动但境界不清,压痛感轻微。

西医诊断:乳腺增生。

中医诊断:乳癖。

辨证:肝气郁结,冲任失调。

治法:疏肝调畅,理气散结。

方药:

软柴胡6g	全当归10g	广郁金10g	炒枳壳6g
八月札15g	橘叶15g	橘核15g	法半夏10g
青皮6g	陈皮6g	延胡索10g	川楝子10g
菟丝子15g	巴戟天15g		

中药外治:冰桃软膏外敷,1～2日换药1次。

内服外敷2周后,两乳胀痛及胸闷胁胀均已消除,以后继服前药加减3个月,乳房结节较前又见缩小。

【讨论发言】

医生甲:乳癖是青中年妇女乳房部常见的慢性肿块。此病相当于西医学的乳腺增生症。乳癖其病机多由情志内伤,肝郁痰凝而成。故多出现乳房胀痛等症,特别是慢性乳腺增生冲任失调者,在经前期肝郁乳胀症候更为明显。

医生乙:《外证医案汇编》云:"治乳症,不出一气字定之矣。脾胃土气,壅则为痛;肝胆木气,郁则为疬;正气虚,则为岩;气虚不摄为漏;气散不收为悬;痰气凝结为癖、为核、为痞。气阻络脉,乳汁不行,或气滞血少,涩而不行。若治乳从一气字着笔，无论虚实新久，温凉攻补，各方之中，夹理气舒络之品，使乳络疏通。气为血之帅，气行则血行，自然壅者易通，郁者易达，结者易散，坚者易软。"

医生丙：治疗乳癖多以疏肝理气，调摄冲任，消痰散结。药后疗效都很明显。疏肝健脾方剂首选逍遥散，而由于今人体质已不同于古人，且药材之性味功效亦有偏差，故临床上在逍遥散上还需加理气止痛、化痰散结之品，如延胡索、川楝子、广郁金、香附、夏枯草、浙贝母、全瓜蒌、白芥子等，同时兼顾患者伴随症状，随证灵活加减，以求达到更快、更好的疗效。

医生丁：乳癖的外治亦应根据患者病症特点灵活运用，选择不同的外用药。对乳房肿块伴疼痛的患者，应予老先生的杜氏冰桃软膏外敷，达到消肿软坚、活血止痛的效果；对乳房肿块无疼痛的患者，可予老先生的杜氏桃芥软膏外敷，以达到消肿软坚、活血化瘀的效果。

朱松毅点评：乳癖之肿块不红不肿，亦不会化脓，应属"阴疽"之范畴，所以临床应用外用药物时应厚贴，可隔日换药，不必勤于更换，有条件的可结合频谱仪、微波治疗仪等加强治疗效果，促进药物吸收。如患者禀赋不耐，对药物过敏则应及时停药，对症处理。乳癖的治疗，疏肝理气固然重要，但如果无论老少，不分四季，一律采用疏肝理气之法，则必不能达到理想的治疗效果。因此在临床治疗乳癖时，一定要因人因地因时制宜，灵活变通，辨证施治，才能收获满意的疗效。对于年纪轻、工作生活压力大、急躁易怒的患者，应采用清肝泻火、理气止痛的方法，但在春季，应避免使用过于香燥的药物，适当加养阴药物，以防肝阴不足，肝火更旺；处于更年期的乳癖患者，乳房胀痛的同时多伴潮热汗出、心烦失眠、腰膝酸痛等症状，对于这类患者，理气止痛的同时应适当应用温阳药物，以温通气血、调摄冲任、补肾壮骨，但在夏季则应慎用温阳法，以免阴虚火旺，加重患者不适症状。

参考文献

[1] 李曰庆.中医外科学[M].北京:中国中医药出版社,2007.

[2] 李竞.疮疡外治法[M].北京:中国医药科技出版社,2008.

[3] 陆金铭,陆金根.实用中医外科学[M].2版.上海:上海科学技术出版社,2010.

[4] 国家药典委员会.中华人民共和国药典(一部)[M].北京:中国中医药科技出版社,2010.

[5] 王锦鸿,陈仁寿.临床实用中药辞典[M].北京:金盾出版社,2003.

[6] 明·申斗垣.外科启玄[M].北京:人民卫生出版社,1955.

[7] 清·顾世澄.疡医大全[M].凌云鹏点校.北京:人民卫生出版社,2000.

[8] 吕友仁.周礼[M].郑州:中州古籍出版社,2010.

[9] 晋·刘涓子.刘涓子鬼遗方[M].于文忠点校.北京:人民卫生出版社,1986.

[10] 宋·陈自明.外科精要[M].北京:人民卫生出版社,1982.

[11] 明·杨清叟.仙传外科集验方[M].明·赵宜真集.北京:人民卫生出版社,1991.

[12] 明·李时珍.本草纲目[M].上海:上海科学技术出版社,2008.

[13] 明·寇平.全幼心鉴[M].北京:中国中医药出版社,2015.

[14] 明·汪机辑.外科理例[M].北京:中国中医药出版社,2010.

[15] 陆拯.王肯堂·医学全书[M].北京:中国中医药出版社,1999.

[16] 明·薛己.薛氏医案选[M].北京:人民卫生出版社,1983.

[17] 吴春芳.疮疡病的中医诊治[J].中国实用乡村医生杂志,2008(5):13-14.

[18] 马本义.疮疡外治法浅识[J].中医外治杂志,2007,16(3):54-55.

[19] 阙华发,徐杰男,张臻,等.虚瘀互为因果分期辨证治臁疮(下)[N].中国中医药报,2013-12-05(4013).

[20] 吕纽红,孙静,闫宏山.中药熏泡治疗下肢溃疡[J].中国民间疗法,2014,3(22):20-21.

[21] 李鑫,吕延伟.中医外治法治疗慢性下肢溃疡24例疗效观察[J].吉林中医药,2012(12):1252-1253.

[22] 吴玉泉.中医祛腐清创法治疗糖尿病足坏疽初探[J].中医药信息,2014(4):

70 - 72.

[23] 吴曦.冰硼散临床应用举隅[J].中外医疗,2012,27(6):133 - 135.

[24] 林燕钦,章成仝.冰硼散的临床新用[J].海峡药学,2000,21(9):32 - 33.

[25] 万迎霞.蜂胶结合冰硼散治疗Ⅱ期压疮的疗效观察[J].护士进修杂志,2014,24(29):2277.

[26] 王桂兰.冰硼散的临床应用[J].基层医学论坛,2019,23(23):3363 - 3364.

[27] 陈贞,吕培文.吕培文运用中医调和法治疗外科疾病经验[J].北京中医药,2014,33(11):821 - 823.

[28] 杨凡,甘海芳,艾儒棣.从"透阴转阳"论治扁平疣[J].四川中医,2009,27(1):37 - 38.

[29] 郭艳静,刘丽芳,周亮,等.消痈乳康汤为主治疗浆细胞性乳腺炎[J].中国中医药现代远程教育,2012,10(7):18 - 19.

[30] 田影,张朝晖,马静,等.基于"创面床准备"理论谈糖尿病足的中医外治[J].中医外治杂志,2012,21(4):3 - 4.

[31] 孙志梅,杨金玲,董方晓.冲和膏加减治疗小儿肠痉挛 89 例[J].中国社区医师,2002,18(5):29 - 30.

[32] 褚文婷.冲和膏对胫骨远端、平台骨折患者血流动力学及功能恢复的影响[J].内蒙古中医药,2019,38(1):76 - 77.

[33] 朱滢,吴胜利.活血化痰散结汤联合冲和膏穴位贴敷治疗痰瘀互结型乳腺增生病 48 例[J].河南中医,2018,38(11):1710 - 1714.

[34] 李月炜,焦雨琦,党赢,等.中医外科半阴半阳证学术源流及当代应用概述[J].环球中医药,2021,14(7):1347 - 1351.

[35] 刘钰,石志强,师建平.从冲和膏认识中医外科半阴半阳证[J].中华中医药杂志,2020,35(7):3403 - 3405.

[36] 崔国宁,易腾达,虎峻瑞,等.中医治疗银屑病研究进展[J].今日药学,2023,33(4):1 - 9.

[37] 中华医学会皮肤性病学分会银屑病专业委员会.甲氨蝶呤治疗银屑病应用专家共识[J].临床皮肤科杂志,2022,51(2):10.

[38] 李建伟,刘学伟,王刚,等.慢性复发性银屑病的中医临床分析及治疗策略[J].中国皮肤性病学杂志,2021,35(12):1412 - 1416.

[39] 赖佳琪,杨丽虹,刘少南,等.青黛古今临床应用的对比分析[J].广州中医药大学学报,2022,39(5):1191 - 1196.

[40] 谭定英,陈嘉意,陈平平,等.青黛治疗银屑病作用机制的网络药理学分析[J].中药新药与临床药理,2021,32(6):776 - 782.

[41]　王苹,唐燕.银屑病PASI评分系统的设计与实现[J].中国医药导报,2017,14(15):179-182.

[42]　杨敏,郭杨,瞿幸,等.金起凤治疗寻常型银屑病的临证经验总结[J].中华中医药杂志,2020,35(8):4013-4016.

[43]　李志更,焦媛,刘理想,等.魏雅川治疗寻常型银屑病经验[J].中国中医基础医学杂志,2021,27(2):318-320.

[44]　李建伟,刘学伟,王刚,等.基于湿热瘀结伏邪理论探讨慢性复发性银屑病的中医治疗[J].中国皮肤性病学杂志,2021,35(1):93-95.

[45]　赵京霞,王燕,底婷婷,等.表皮细胞紧密连接在银屑病发病机制中的作用[J].中国皮肤性病学杂志,2019,33(4):473-476.

[46]　刘宇,李萍,王燕,等.活血解毒方通过修复表皮屏障减轻银屑病样小鼠皮损复发表现[J].中国病理生理杂志,2021,37(8):1470-1478.

[47]　刘正荣,王燕,赵京霞,等.清肝凉血解毒汤对咪喹莫特诱导小鼠银屑病样模型皮损的干预作用[J].中华中医药学刊,2019,37(2):274-278.

[48]　郭肖瑶,底婷婷,赵京霞,等.搜风顺气丸对咪喹莫特诱导的银屑病样小鼠γδT17的抑制作用[J].首都医科大学学报,2019,40(6):881-888.

[49]　翟春艳,底婷婷,王燕,等.健脾养血解毒方通过调节Treg/Th17免疫平衡改善脾虚——银屑病复合模型小鼠银屑病样皮损[J].中华中医药学刊,2019,37(12):2888-2893.

[50]　刘欣,张广中,肖士菊,等.银屑病血热证与血燥证肠道菌群特征研究[J].世界科学技术——中医药现代化,2021,23(7):2480-2486.

[51]　杨新伟,李萍,徐光耀.朱松毅辨治痈疽临证经验撮要[J].上海中医药大学学报,2014,28(2):1-2.

[52]　章斌,李萍,杨新伟,等.朱松毅治疗乳房病学术经验总结[J].上海中医药杂志,2018,52(2):26-27,34.

[53]　边风华,杨新伟,徐光耀,等.朱松毅治疗痤疮经验举隅[J].中医文献杂志,2016,34(1):43-45.

[54]　徐光耀,李萍,杨新伟.朱松毅治疗脂溢性脱发经验[J].辽宁中医杂志,2015,42(10):1865-1867.

[55]　李萍,吴林辉.朱松毅治疗血瘤医案1则[J].吉林中医药,2012,32(10):1067.

[56]　桂美华,凤锋.朱松毅以疏肝理气法为主辨治外科疾病拾萃[J].辽宁中医杂志,1997(2):9.

[57]　李萍,朱凌云,周园明,等.冰砂膏抗感染作用的实验研究[J].中医药信息,1997(6):44.